老け顔解消！

まぶたが下がる「眼瞼下垂」はこうして改善する

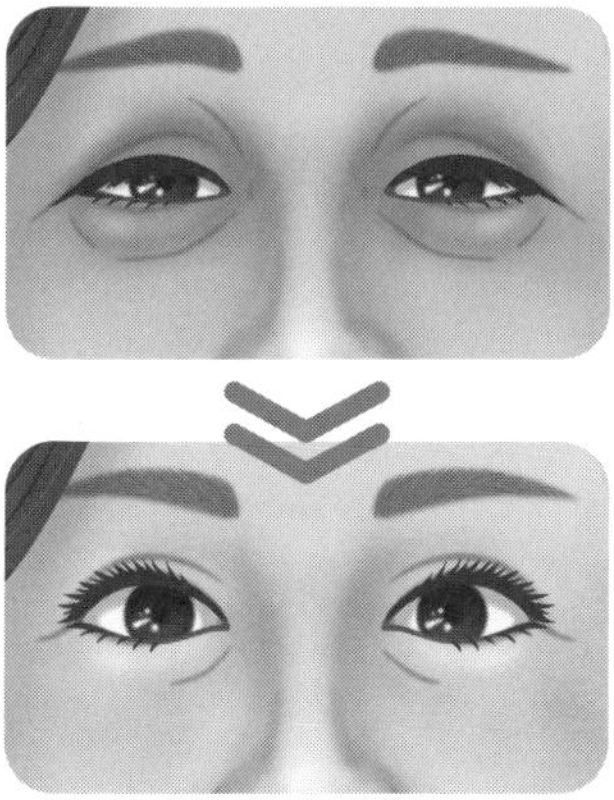

小栗章弘

PHP

はじめに

ある調査によると、中高年女性のおよそ8割以上の方が、加齢による「まぶたの下がり」に悩んでおられるということです。

実際、私のクリニックにも、「目が小さくなった気がする」「いつも眠そうに見られる」「ものが見にくくなってきた」「まぶたが重い」など、「まぶたの下がり」にお悩みの患者さんが毎日多数来診されていますし、手術による治療も毎日数件実施している現状です。

私はこれまで20年以上にわたって緑内障や近視、眼瞼下垂《がんけんかすい》などの目のトラブルの治療に携わり、2001年にはオルソケラトロジー（視力回復コンタクトレンズによる近視視力回復治療）をわが国でいち早く導入するとともに、レーシック（エキシマレーザー角膜屈折矯正手術）など、最新の知見による治療法も積極的に採用し、独自の安心・安全な方法を確立してきました。

そういった臨床活動と並行して、目のトラブルの原因や仕組みについての研究も長年続けています。オルソケラトロジーやレーシックにも即効性のある対症療法としての意義がありますが、臨床と研究の積み重ねから得た結論は、「生活習慣の改善によってこそ、目のトラブルは改善する」ということに尽きます。

目のトラブルの原因には、「体や血液の酸化」が大きく関わっていると私は考えています。目と体は密接につながっており、「酸化」による不調が知らず知らずのうちに目に大きなダメージを与えていると考えられます。だからこそ、生活習慣を改善して体の酸化状態を是正すれば、健全な視機能を取り戻すことができると思うのです。

どのような病気も、「その場しのぎ」の対症療法だけでは完治しないと私は考えています。目やまぶたのトラブルも同様で、不調を根本的に見直し、原因を取り除くことで、本来の機能回復へと向かうことができます。

本書によって、一人でも多くの方々が「まぶたのお悩み」から解き放たれ、スッキリとした視界と心を取り戻し、見通しの良い豊かな人生を歩み続けられることを願っています。

小栗章弘

老け顔解消！ まぶたが下がる「眼瞼下垂」はこうして改善する　目次

PART 2
家庭でできる! 眼瞼下垂を予防・改善する方法

PART 3
まぶたと体を元気にする毎日の習慣

装幀◎小口翔平＋畑中 茜（tobufune）
装画◎河南好美
本文イラスト◎杉山美奈子
撮影◎羽根 慶（七彩工房）
ヘアメイク◎岸佳代子（MIX）
スタイリング◎岡本佳織（七彩工房）
モデル◎飯田紘子（モデルス）
衣裳協力◎ワコール　https://www.wacoal.jp/
本文組版◎朝日メディアインターナショナル
編集協力◎大前真由美

PART 1

どうして
まぶたが
下がってくるのでしょう？

「なんだかまぶたが下がってきた？」と感じていませんか？

まぶたは働き者です

私たちは1日に、どれくらい「まばたき」をしていると思いますか？

多少の個人差はありますが、おおむね3～5秒に1回程度です。ということは1分間に12～20回、1時間で1000回程度。そうすると1日（24時間）では、なんと1万5000回から2万回以上もまばたきをしているのです！　腹筋やスクワットを1日に1万回も行なうことなど考えられませんが、まぶたは1年365日、片時も休むことなく、せっせとまばたきを繰り返している「働き者」なのです。

それに加えて、私たちの現代生活には、まぶたに負担のかかる要因が数多く存在しますので、その結果、まぶたが下がってくる「眼瞼《がんけん》下垂《かすい》」の症状でお悩みの方々が近年、激増しています。

まずは、セルフチェック（14・15ページ）で現状を確認してみましょう。

眼瞼下垂が病気を招くって本当?!

実は、眼瞼下垂の症状がすでに生じているにもかかわらず、それを自覚していない方がとても多いのが現状です。無自覚な方が多いというのは、みなさんの健康増進を図るという観点からは、少し心配な状況です。なぜなら、眼瞼下垂が原因で、他のさまざまな症状を引き起こしているかもしれないからです。

たとえば、しつこい肩こりや慢性的な頭痛、つらい更年期障害や腰の湾曲、姿勢のゆがみなどが、眼瞼下垂を治療したことで改善したという方が、私の患者さんにはたくさんおられます。こうしたことから、どうやら眼瞼下垂は、見た目だけの問題ではないようなのです。眼瞼下垂が無意識のうちに全身に緊張を強《し》いることになり、自律神経が乱調をきたして、さまざまな症状を引き起こしていると考えられます。

眼瞼下垂に、自分で気づいている方もそうでない方も、まずは自分のまぶたの状態を知ることが大切です。まだ下がっていないと感じる方は、本書を今後の予防にお役立てください。すでに下がってきていると感じる方は、眼瞼下垂にどう向き合っていったらよいか、本書を参考にしていただければと思います。

意外と気づいていないかも……

眼瞼下垂セルフチェック

以下の項目にあてはまるものがあるか、確認してみてください。

□まぶたが重いと感じるときがある。
□日常的にコンタクトレンズを装用している。
□額（おでこ）にシワが増えた気がする。
□上まぶたがくぼんでいるように見える。
□まゆ毛と上まつ毛の間隔が広くなったように見える。
□目が小さくなったように見える。

☞2個以上あてはまる方は、眼瞼下垂の可能性があります。「可能性あり」の方は、以下の項目にあてはまるものがあるか、改めて確認してみてください。

□よく目をこする（こするクセがある）。
□偏頭痛や肩こりに悩んでいる。
□目が疲れやすいほうだ。
□目の奥に痛みを感じる。
□スマートフォンやタブレット、パソコンを使う時間が長いほうだ。
□逆さまつ毛である。
□ホットフラッシュ（そのほか更年期障害による不定愁訴《ふていしゅうそ》）がある。

☞以上の項目にも2個以上あてはまるようなら、眼瞼下垂の可能性が極めて高いと言えます。本書の内容を参考に、治療等を希望される場合は、眼科や医療機関に相談してください。

眼瞼下垂 瞳でチェック

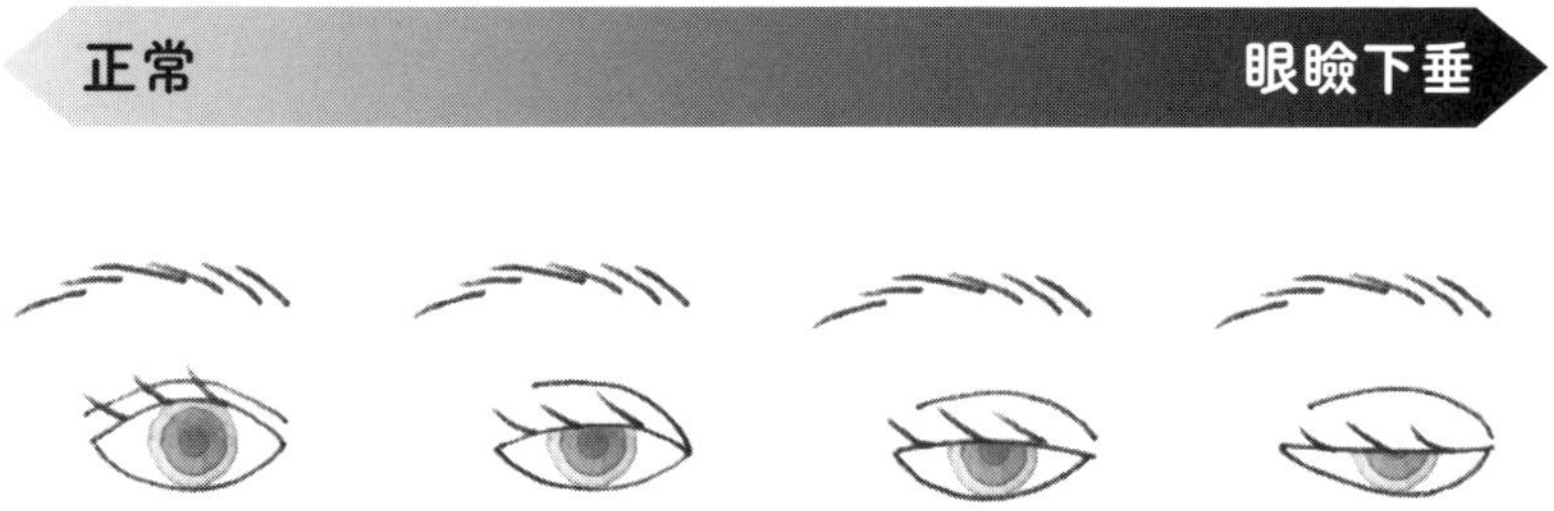

正常なまぶたの状態（額《ひたい》〈おでこ〉に力は入っていない）。

まぶたが瞳孔より上の位置にある（額〈おでこ〉にシワが寄りはじめる）。

まぶたが瞳孔の中心より上の位置にある。

まぶたが瞳孔の中心より下の位置にある（額〈おでこ〉に強くシワが寄っている）。

眼瞼下垂の種類と特徴

	先天性眼瞼下垂	加齢性眼瞼下垂
発症時期	生まれついて発症	加齢とともに自然に発症
原因	上眼瞼挙筋《じょうがんけんきょきん》の生まれつきの未発達	上眼瞼挙筋の衰え まぶたをこする コンタクトレンズ　ほか
主な動作	——	あごを上げてものを見る 眉をつり上げて目を開ける
主な症状	弱視　斜視	額（おでこ）のシワ　肩こり 頭痛　腰痛
治療法	全身麻酔による手術	局所麻酔による手術 （眼瞼挙筋腱膜前転法）
手術適期	3歳～就学前	不快感が強くなったとき
費用（片眼）	約 11,000 円（1 割負担） 約 27,000 円（3 割負担）	

※術式により多少の変動が生じます。

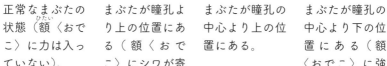

おでこのシワに要注意

「おでこのシワ」にヒントがあります

13ページで少しお話ししましたが、眼瞼下垂の状態が改善すると、それまでに悩まされていたしつこい肩こりや慢性的な頭痛、つらい更年期障害や腰の湾曲、姿勢のゆがみなどが快癒《かいゆ》してしまったという方が、私の患者さんにはたくさんおられます。

ではどうして、そうしたことが起きるのでしょうか？　そのヒントは「おでこのシワ」にあります。

私たちのまぶたは、酷使や加齢など、さまざまな原因でたるんでしまいます。すると、まぶたの力だけでは目が開きにくくなり、視界が狭くなってしまうため、代わりに額《ひたい》（おでこ）の筋肉を使って、まぶたを持ち上げようとします。このとき、おでこにシワが寄ってしまい、常におでこの筋肉が緊張状態になってしまうのです。

実は、おでこの筋肉は、後頭部や肩、腰の筋肉とつながっています。そのため、おでこの筋肉が緊張すると、その緊張が後頭部や肩、腰を通じて全身に伝わり、さまざまな不快症状を引き起こしてしまうと考えられるのです。つまり、眼瞼下垂の状態が改善すると、おでこの緊張が緩和され、それが不快症状の改善にまでつながることがあるのです。

50代女性

施術前

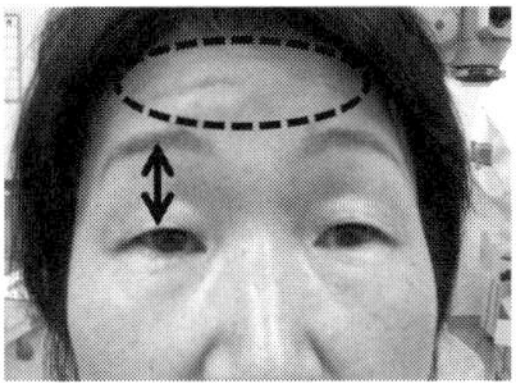

施術後

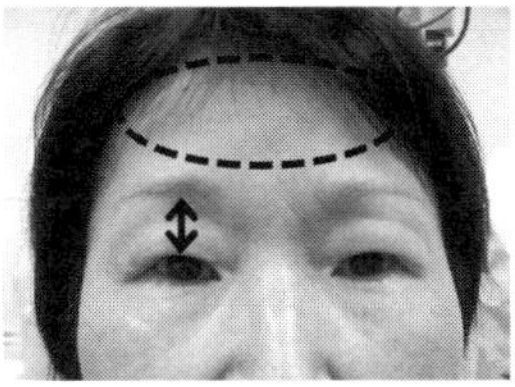

額（おでこ）のシワが解消するとともに、頭痛や肩こりも改善（患者さんの希望で一重《ひとえ》まぶたを残しています）。

70代男性

施術前

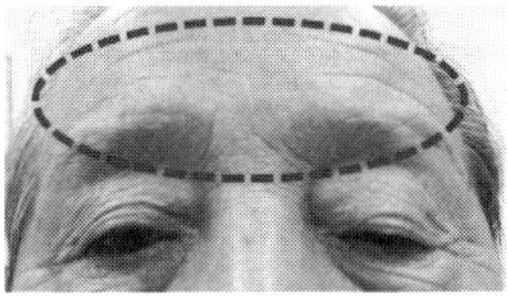

施術後

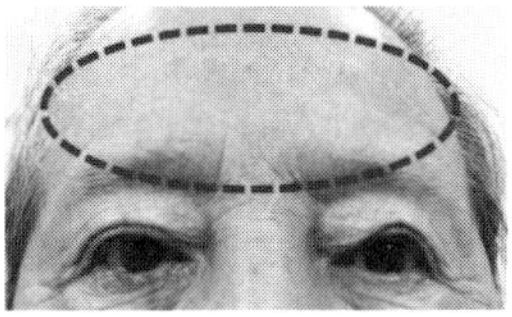

まぶたが楽に開けられるようになり、額（おでこ）のシワも明らかに減少。あごを突き出してものを見るクセや肩こりも改善。

まぶたが開閉する仕組み

上眼瞼挙筋とミュラー筋

先天性のものではない眼瞼下垂の原因を理解する前に、まぶたが開閉する仕組みを知っておきましょう。

まぶたには、「瞼板《けんばん》」という薄いかまぼこ板のようなものがあります。その瞼板に「腱膜《けんまく》」という膜が接合《せつごう》し、その膜を「上眼瞼挙筋《じょうがんけんきょきん》」が引っ張って、まぶたが上がります。

瞼板と腱膜の接合部分は、とてもデリケートですから、まぶたを強くこすり続けるなどすると、接合部分が緩んだり離れたりしてしまって、まぶたを上げる力が弱まります。

なお、瞼板と腱膜の接合部分が離れてしまっても、まぶたは開きます。上眼瞼挙筋と瞼板をつなぐ「ミュラー筋」という特殊な筋肉があり、まぶたを開けるのをサポー

まぶたの仕組み

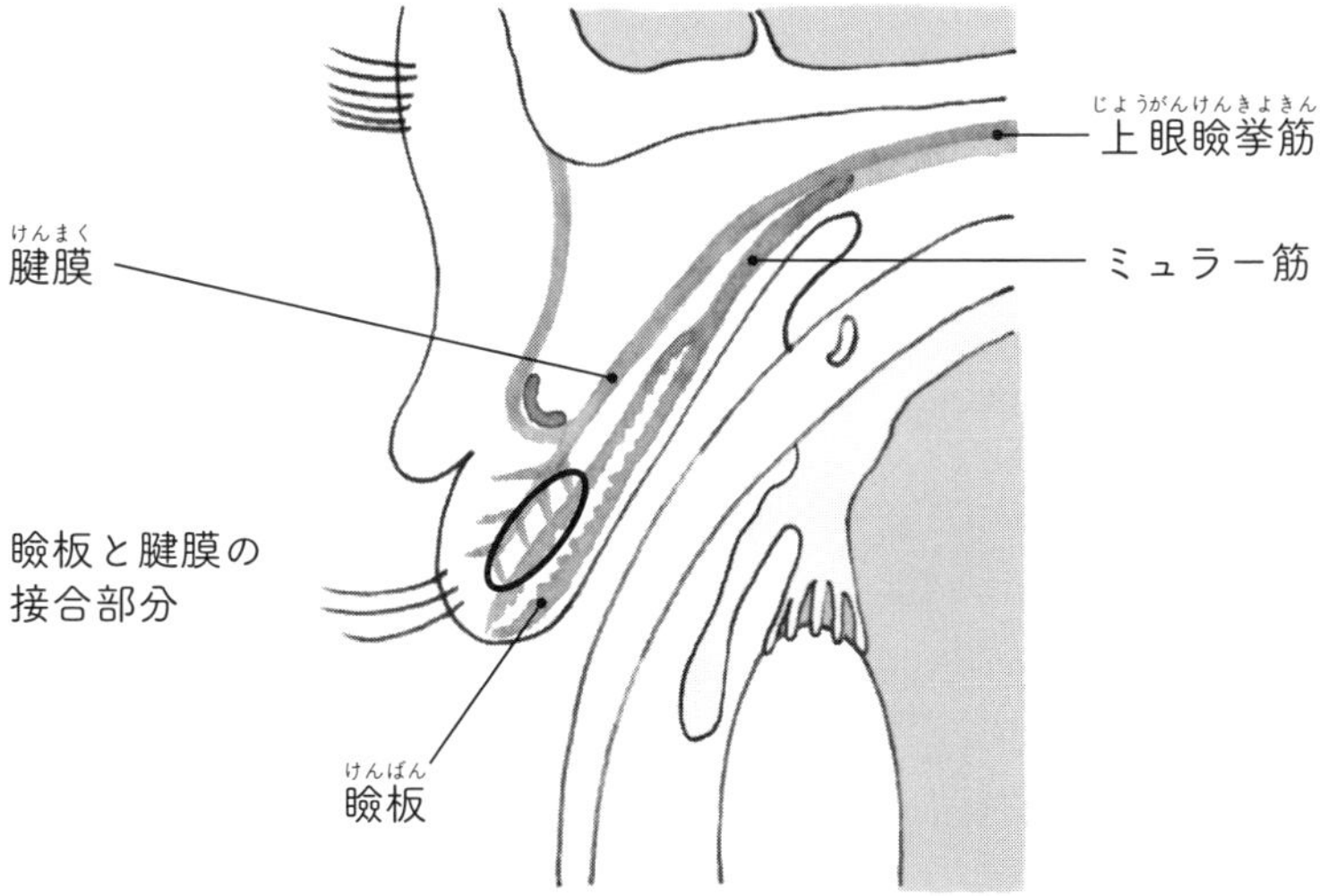

トしているからです。瞼板と腱膜の接合部分が緩んでも、上眼瞼挙筋とミュラー筋が収縮して、まぶたを開けることができます。

しかしこの場合、ミュラー筋にはかなりの負担がかかっています。ミュラー筋を収縮させるために交感神経が優位になり、全身が緊張状態になります。交感神経の過緊張は、体全体に大きなストレスをかけることとなり、それがさまざまな不調の原因となっていきます。

腱膜とミュラー筋が緩んでしまうと、かろうじてまぶたを開けていられる状態となります。つまり、眼瞼下垂の状態となり、症状が進行してしまいます。

眼瞼下垂の進行

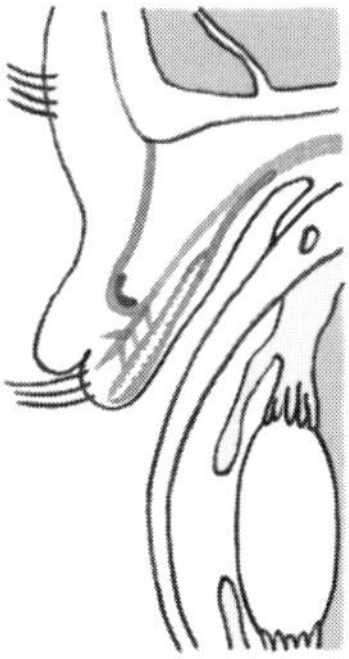

1

正常な状態。瞼板と腱膜がしっかり接合しています。

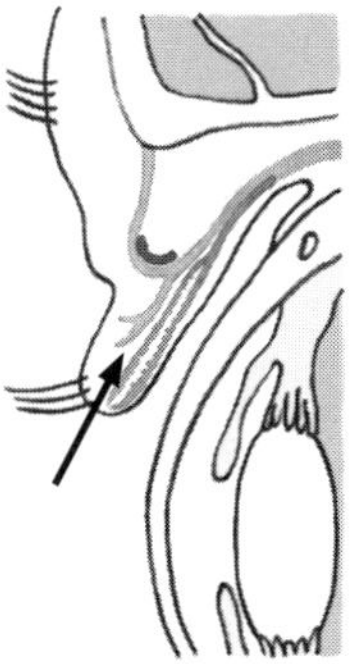

2

腱膜と瞼板が離れ、少しずつ目の奥に引っ張られている状態。

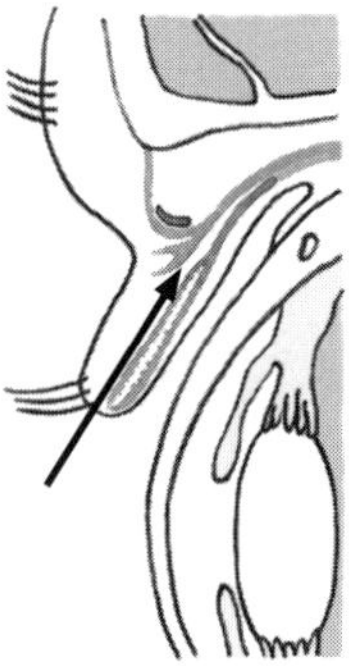

3

腱膜が目の奥に引っ張られ、同時にミュラー筋も引っ張られた状態。眼瞼下垂の症状が顕著になります。

眼瞼下垂はどうして起きる？

元凶は「まぶたへの継続的な刺激や負担」です

眼瞼下垂の「元凶」と言ってもよい最大の原因は、ひと言で表現すると「上眼瞼挙筋（まぶたを上げる筋肉：19ページ参照）への継続的な刺激や負担」。つまり、何らかの刺激や負担が、まぶたにずっとかかり続けている状態です。

眼瞼下垂の原因① 加齢

まぶたや目の周りに限らず、私たちの筋肉や皮膚は、年齢を重ねると、どうしても衰えたりたるんだりしがちです。特にまぶたの皮膚は薄く、筋肉も繊細ですから、加齢による影響が表れやすく、重力に抗《あらが》えなくなって垂れ下がってくることは否定できません。こうした生理的な要因に加え、後述する要因が重なることで、眼瞼下垂の発症リスクが一気に高まってしまうことが考えられます。

眼瞼下垂の原因② コンタクトレンズ

眼瞼下垂のもっとも大きな原因のひとつは、コンタクトレンズの装用です。

製品技術の進展には目覚ましいものがありますが、それでもコンタクトレンズはハードであれソフトであれ、私たちの体にとってはやはり「異物」でしかありません。コンタクトレンズの装用は、まぶたの裏側に慢性的な刺激を与え続けていることにほかならないのです。

さらに、後述するアレルギー症状や眼精疲労、ドライアイなどが加わると、軽い炎症を起こしているまぶたの裏側の結膜を常時こすっていることにもなり、瞼板（19ページ参照）にも少なからず負担がかかり続けます。

特にハードコンタクトレンズの場合、外すときにまぶたを引っ張ることで、まぶたの構造に徐々にダメージを与えてしまうことや、レンズのエッジ（縁《ふち》）や表面による刺激が、上まぶたの慢性的な炎症を引き起こすことなどが懸念されます。

実は、ハード・ソフトの別にかかわらず、コンタクトレンズを数年から数十年にわたって長期間使用することが、眼瞼下垂の原因となりうるという研究結果が、数多く報告されています。ハードレンズ長期使用者の眼瞼下垂発症リスクは、非使用者のおよそ20倍から100倍になることを示した研究報告もあります。ソフトレンズについても、発症リスクの上昇が報告されています。

ところでみなさんは、「コンタクトレンズなんて、どこで購入しても一緒」と思っていませんか？　たとえ同じ銘柄のコンタクトレンズでも、適切な点眼薬を使用して負担を減らしながら装用することや、体質改善を行なうことで、コンタクトレンズの刺激に負けない体づくりが可能です。

いま必要なのは、患者さん一人ひとりの目の状態に合わせて、できるだけ目の負担を少なくするための処方です。私のクリニックのコンタクトレンズ外来では、眼瞼下垂はもちろん、その他の全身疾患の将来的な引き金にならないよう、可能な限りの対応を提案しています。

眼瞼下垂の原因③　花粉症などのアレルギー症状

眼瞼下垂は、中高年の方々だけに発症するものではありません。10代や20代の若年層、ひいては小学生にまで、その兆候や症状を認めることができます。

これは、アレルギー体質により常にまぶたの結膜が炎症を起こし、時には皮膚炎も併発するため、「かゆみ」を感じていなくてもまぶたをこするクセがついていることが原因と考えられます。

花粉症の患者さんが年々増加していることは、みなさんもご存じだと思います。成人に限らず、子ども（時には乳児）にも花粉症の患者さんが大勢おられます。こうした患者さんは、花粉だけに反応していることは実は少なく、多くの場合、花粉以外のさまざまなアレルゲン（アレルギーの原因となる物質）に反応していることがほとんどなのです。いわゆる「通年性アレルギー」です。

ではどうして、子どものうちからアレルギー症状の強い方が増えているのでしょうか？　私は患者さんに、次ページのように説明しています。

眼瞼下垂とは、慢性的なアレルギーでまぶたをこすることや、コンタクトレンズの装用などのさまざまな負担からまぶたの筋肉を守れなくなった状態——こう言うことができると思います。なお、アレルギーについてはＰＡＲＴ３でも説明していますので、そちらも参考にしてください。

アレルギーとは？

☑体の防衛部隊＝「免疫」

☑この免疫が病気を防ぐ

☑ところが、免疫が体を防衛せず、自分を壊すよう攻撃！

☑何らかの原因で免疫が勘違いを起こしている

☑防衛部隊が働かない＝体を守れなくなり病気になる

眼瞼下垂の原因④　二重《ふたえ》コスメ

眼瞼下垂は中高年だけでなく、10代、20代の若年層でも発症することがあることは先に説明した通りですが、特に若い女性の中には、手軽に二重《ふたえ》まぶたを実現するために、アイプチなどの「二重《ふたえ》コスメ」を愛用している人がたくさんいます。

一重《ひとえ》まぶたを二重コスメで二重にするのは、まぶたを畳み込んだ状態なので、「眼瞼下垂はむしろ予防できるのでは？」と考えるかもしれませんが、それは誤解です。

二重コスメで二重まぶたをつくるときは、「プッシャー」と呼ばれる先の細い器具でまぶたを押さえてラインをつくり、糊《のり》やテープなどで固定しますが、これがまぶたに大きな負担をかけます。「まぶたの上がったパッチリお目め」を目指したつもりが、眼瞼下垂を招き寄せているとすれば、本末転倒と言わざるをえません。

二重コスメはできるだけ控えるようにし、使用する際も就寝時は必ず外すなど、できるだけまぶたに負担をかけないようにしましょう。

また、アイメイクやクレンジングは、若年層に限らず女性であれば多くの方が行なっていることです。その際も、まぶたを労《いたわ》る心がけを忘れないでください。

まぶたが重く感じる症状① 眼精疲労

眼瞼下垂のほかにも、まぶたが重く感じる症状があります。これらはいずれ眼瞼下垂を引き起こす可能性がありますし、また、別の病気のサインであることも考えられます。病気の多くは、最初「目」に表れることが多いものです。眼瞼下垂に限らず、まぶたが重いと感じることが続くときは、ためらわずに眼科で受診してください。

さて、充分な睡眠や休息をとっても目の疲れが改善されない状態を、「眼精疲労」と言います。スマートフォンやタブレット、パソコンの普及により、ディスプレーを長時間見続けることで、眼精疲労を訴える方が激増しています。

また、度数が合ってないメガネやコンタクトレンズを装用したり、乱視や遠視があるのに適切に矯正しなかったりすると、ピント調節をする目の筋肉などに無理が生じて、目が疲れやすくなり、まぶたへの負担も増大します。

目がショボショボしたり霞《かす》んだりすることから違和感を抱きはじめますが、放置すればドライアイ、アレルギー症状といった目の不調につながっていくのはもちろん、歯や耳の病気、また、ストレスとなって精神面に影響を及ぼすこともあります。

眼瞼下垂の症状がある方は、上眼瞼挙筋が機能しにくくなるため、ミュラー筋が働きます（19ページ参照）。ミュラー筋は、自分の意思では動かすことができない筋肉（平滑筋）なので、活発に収縮させるには、交感神経を常に優位にする必要があります。それはつまり、興奮や緊張がずっと続いている状態ということ。そのため、必要以上に目の疲れを招き、その結果、眼瞼下垂を悪化させるという悪循環に陥ります。

眼精疲労を少しでも和らげるには、自ずと視線を下げる動作になる読書や料理がおすすめです。パソコンをよく使う方は、ディスプレーを目の高さ（水平）より下になるように置くことで、まぶたやおでこの緊張を和らげることができます。

まぶたが重く感じる症状②　ドライアイ

目にゴロゴロするような異物感や痛み、かさつき、疲労感などを感じるときは、「ドライアイ」を疑ってみてください。

ドライアイは、涙の分泌不全です。スマートフォンやパソコン、またエアコンの常時使用や、コンタクトレンズの長時間装用などにより涙の分泌力が低下、あるいは、蒸発を補う量の涙が分泌できないことから、目の乾燥を引き起こし、まぶたにも負担をかけます。

中でも、アレルギー体質の傾向があると、ドライアイになりやすいと私は考えています。先にも述べた通り、そもそもアレルギーというのは、体を守る「免疫力」が低下または異常をきたしている状態。ドライアイについて言えば、免疫力が低下しているため、涙の正常な分泌ができないということです。

近年、ドライアイを軽視している方が多いように感じています。しかし目の乾燥は、眼球表面を傷つけ、まぶたに負担を強《し》いるとともに、肩こりや頭痛といった症状にもつながりますから、決して軽視できません。

また、アレルギー体質は、生活習慣病の三大疾病（がん、心疾患、脳血管疾患）の潜在的なリスク因子にもなりますので、注意が必要です。

まぶたが重く感じる症状③ 自律神経失調症

不規則な生活などのせいで自律神経のバランスが崩れ、全身に不調をきたす症状です。調子が悪いからと医療機関で受診しても、特定の部位に疾患が見つかるわけではないことがよくあります。そうした不調の原因は、自律神経のバランスが崩れて免疫力が低下し、血液が酸化していることも原因のひとつと考えられます。

自律神経失調症の表れ方は多種多様ですが、最初に目やまぶたの不調を訴える方が多いことも事実です。また、体の一部が痛くなったり、さらには精神的な変調をきたしたりすることもあります。そのほか、頭痛、耳鳴り、動悸《どうき》、息苦しさ、手足のしびれ、頻尿などの不調があります。改善には、食事をはじめとする生活習慣の見直しが大切です。

まぶたが重く感じる症状④　重力筋無力症

神経と筋肉の間の信号伝達に障害が生じる自己免疫疾患で、筋力低下を引き起こします。難病に指定されています。ほとんどの場合、眼瞼下垂と眼筋の筋力低下による複視（ものが二重に見えること）の症状が表れます。

最初は目の筋肉だけに障害が生じますが、大部分の方において、やがて全身に症状が表れます。自己免疫疾患ですので、免疫機能の適切な管理が治療の基本となります。

まぶたが重く感じる症状⑤ 交感神経の過度の緊張

自律神経失調症のところでも述べましたが、私たちの体は交感神経と副交感神経からなる「自律神経」によって体の機能が調節されています。

交感神経は活動しているときや緊張しているとき、ストレスを感じているときに、一方、副交感神経は休息しているときやリラックスしているとき、眠っているときに、それぞれ優位に働きます。

交感神経と副交感神経、この両者のバランスがとても大切なのですが、たとえば過度なストレスによって交感神経の緊張が続くと、さまざまな不調が表れます。

昨今の生活様式では、交感神経ばかりが作用する状況を強いられます。交感神経の緊張が続く、つまり交感神経優位の状態がずっと続くと、興奮や覚醒のホルモンであるアドレナリンの作用が強まります。

その結果、次に挙げる「四悪」と呼ばれる状態となり、免疫力が低下します。この状態が、私たちの「なんだか調子が悪い……」という状態を引き起こすのです。

四悪

①顆粒球《かりゅうきゅう》（白血球のひとつ）、活性酸素の増加による組織破壊
②血流障害
③リンパ球の減少
④排泄能力、分泌能力の低下

交感神経の過緊張からアドレナリンの作用が強まると血管が収縮し、全身で血流不全が生じます。

血液は、全身の細胞に酸素と栄養素を送り、老廃物や有害物質を回収して排泄《はいせつ》する働きをしていますから、血流障害が起これば、この循環が阻害され、全身倦怠《けんたい》や不眠、また重篤な疾患など、命を脅かす事態にも陥りかねません。

これまでの生活習慣をしっかりと見直し、適切な休息を取る、リラックスする時間を定期的に設けるなど、「ちょっとした心がけ」で少しずつ日常を変えていくことが大切です。

「面倒だから無理！」とは決して思わず、「未病」を「病気」にしてしまわないよう、これを機会に挑戦してみてください。

PART 2

家庭でできる！眼瞼下垂を予防・改善する方法

毎日の生活でできる予防法

手術を受ける以前に予防が大切です

眼瞼下垂《がんけんかすい》の症状がすでに表れてしまっている、つまり、まぶたの筋肉が傷害されて機能不全が生じてしまっている場合は、コンタクトレンズの中止や点眼薬の処方などの「保存的治療」では、回復が難しいのが実情です。そうした場合は、手術が最適な機能回復の方法となります。

手術については42ページ以降で詳しく述べていますが、私のクリニックでは丁寧な施術を心がけており、眼瞼下垂手術であれば30分以内の短時間施術で保険適用、その日に帰宅していただけます。とはいえ、手術を積極的に受けたいと思う方は、そう多くはいらっしゃらないでしょうから、やはり予防が大切です。

眼瞼下垂の予防でいちばん大事なのは、「まぶたに刺激や負担を与えないこと」。以下に、具体的に見ていきましょう。

眼瞼下垂の予防法①　目をこすらないようにしましょう

薄いまぶたの裏にある筋肉は、とても繊細で脆《もろ》いものです。いわゆる「目をこする」動作が多くなると、上眼瞼挙筋《じょうがんけんきょきん》と瞼板《けんばん》の接合《せつごう》（19ページ参照）は簡単に傷害され、まぶたを支えたり、大きく開いたりすることが難しくなります。

目を覚ましたときや眠いとき、目が疲れたときなどに、私たちは無意識のうちに目をこすっていることがよくあります。また、目をこすることがクセになっている方も多いので、まずは不必要に目をこすらない、まぶたを触らないということを心がけましょう。これは、眼瞼下垂の予防だけでなく、感染症対策にも役立ちます。

眼瞼下垂の予防法②　コンタクトレンズはできるだけ控えましょう

視力の矯正にあたっては、ハードコンタクトレンズとソフトコンタクトレンズ、私はどちらかというとハードレンズのほうをおすすめしています。

意外に思われるかもしれませんが、ハードコンタクトレンズは、酸素透過性のソフトコンタクトレンズより、目への負担が少ないのです。また、乱視の矯正にも有利で、ソフトレンズより効果を得やすいのも特長です。また、1日のうちに長時間使用するのなら、やはりハードレンズがおすすめです。しかし、PART1でも説明した通り、まぶたの裏に負担がかかりやすいという欠点があります。ハードレンズは、装用しているときだけでなく、着脱のときにもまぶたに大きな負担をかけます。

コンタクトレンズの使用は必要最小限に控えて、それ以外の時間はメガネで過ごすなど、まぶたと目に対する刺激を、できる限り減らすことが大切です。

なお、近視の矯正とともに、眼瞼下垂を予防するという意味では、レーシック（エキシマレーザー角膜屈折矯正手術）や永久眼内コンタクトレンズなどの近視手術も選択肢のひとつだと私は考えています。実は、角膜トラブルなどの「コンタクトレンズ合併症」のほうが、近視手術よりはるかに危険性が高いという考え方もあります。

また、たとえばワンデー（1日）タイプのソフトコンタクトレンズを、おおむね5年以上使用するのであれば、近視手術のほうが経済的だという考え方もあります。近視手術を受ければ、少なくともコンタクトレンズの弊害からは逃れられるわけですから、一考に値すると私は考えています。

毎日の生活でできる予防法

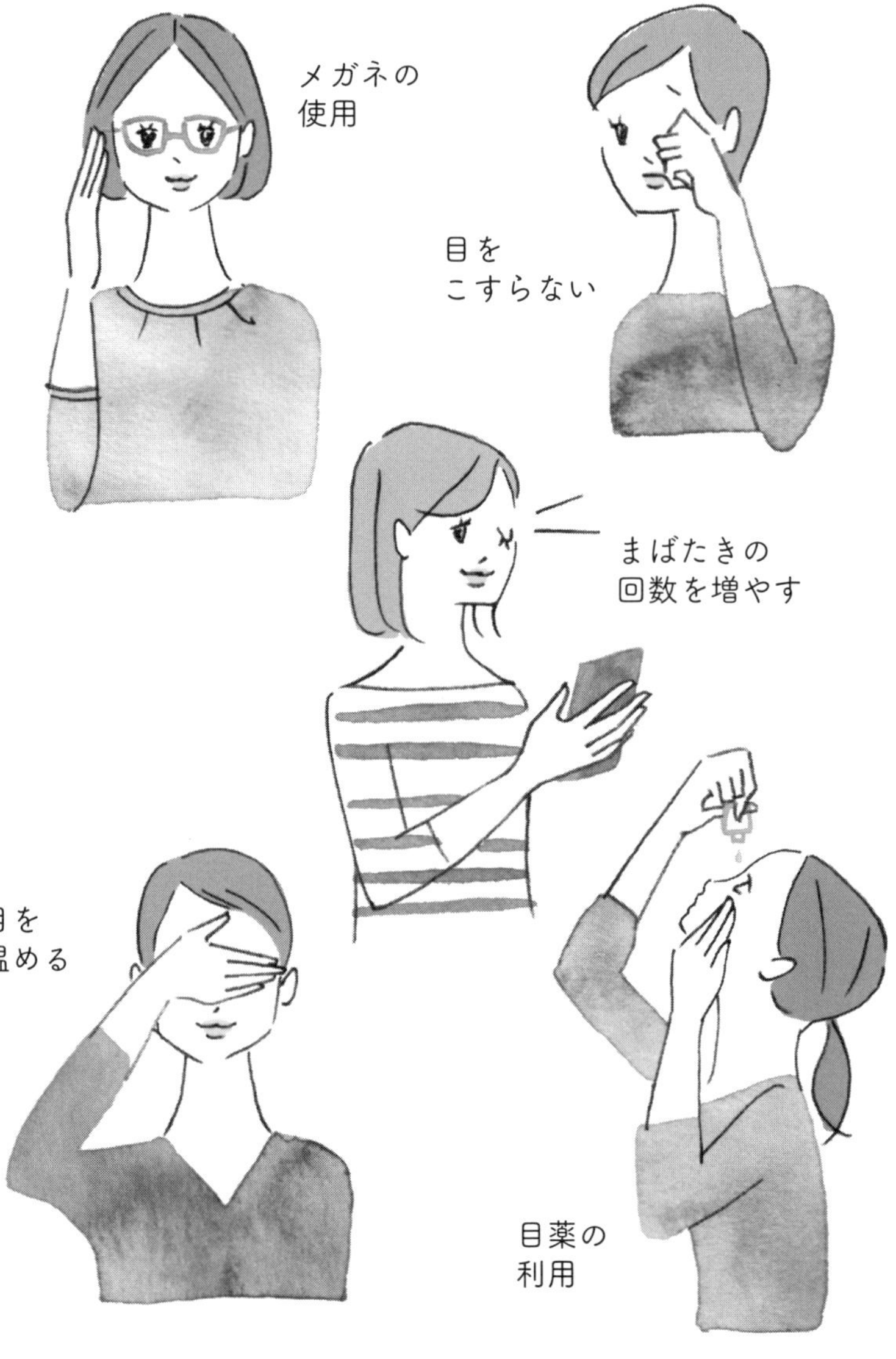
メガネの
使用
目を
こすらない
まばたきの
回数を増やす
目を
温める
目薬の
利用

眼瞼下垂の予防法③　まばたきの回数を増やしましょう

いまやスマートフォン（スマホ）は、私たちの生活に欠かせないものとなりました。スマホ以外でも、パソコンやタブレット、ポータブルゲーム機など、私たちの1日の活動の中で、ディスプレーを凝視する時間が激増しています。

どんな内容のものを見ているかはここでは措《お》くとして、とにかく限られた範囲をジッと見つめて集中していると、まばたきの回数が自然と減っているものです。

この状態が続くと、気がつかないうちにドライアイになり、さらにそれが悪化していく恐れがあります。ドライアイは眼精疲労の原因ともなりますから、頻繁に目の疲れを感じるときは、まばたきの回数を意識的に増やすことが大切です。

また、まぶたが重いと感じたときは、目を数秒閉じて休ませるだけでも、症状を軽くする効果が得られます。

日頃からまばたきの回数を増やし、目の負担を軽くすることを意識してください。

眼瞼下垂の予防法④　適度に休憩しましょう

まぶたが重いと感じたら、ためらうことなく休憩しましょう。できれば疲れを感じる前に、日頃から定期的に休憩を取るようにするとよいでしょう。

目とまぶたを休める方法としては、目を閉じて自分の手でまぶたを覆うようにして、手のひらのぬくもりで目を温めるとよいでしょう。こうすることで、疲れが回復しやすくなります。ただし、まぶたを押さえつけてはいけません。まぶたに手のひらが軽く触れる程度で大丈夫です。

さらに、目を覆ったまま、眼球をグルグルと上下左右、時計回り、反時計回り、という具合に動かしてみてください。ただし、立ったまま行なうと転倒の危険がありますので、イスに座るか横になった状態で行なってください。

眼瞼下垂の予防法⑤　目薬を利用しましょう

生活動作における凝視や酷使で「目が乾いている」と感じるときは、放置せずに目に潤いを与えることが大切です。いわゆるドライアイの状態をそのままにしていると、眼球に傷がつく可能性があります。

目に潤いを与えるには、市販の目薬（点眼薬）を活用してください。冷感タイプや粘度が比較的高いもの、アレルギー対策用など、近年はさまざまな商品がありますので、自分に合ったもので構いませんが、できれば防腐剤が添加されていないものを選んでください。

眼瞼下垂の予防法⑥ 規則正しい生活を送りましょう

まぶたが重いと感じるときは、体や心をリラックスさせることが大切です。また、その日の疲れをしっかり取り除くために、質の良い睡眠を心がけてください。質の良い睡眠によって、自律神経が正常に機能します。その結果、目の疲労回復もはかどり、まぶたの重みを軽減することができます。

質の良い睡眠のためには、なるべく目を刺激しないよう、就寝前のスマホチェックなど、強い光を見ることは避けましょう。就寝時はリラックスして、副交感神経を優位にすることが必要です。

「なんだか不安だから」と小さな明かりを灯《とも》して就寝する方も多いと思いますが、寝室はできるだけ暗くして眠りましょう。また、電磁波の影響を最小限に抑えられるよう、スマホや電子機器は枕元から最短でも1メートルは離してください。可能であれば、寝室には置かないのが理想です。

これまでに挙げた方法とともに、50～79ページで紹介するエクササイズを日常生活に上手に取り入れて、眼瞼下垂をはじめとする目のトラブルを予防・改善し、目の健康増進に積極的に取り組んでください。

目の健康増進には、生活習慣の改善も必要です。その具体的な方法についてはPART3で詳しく紹介します。

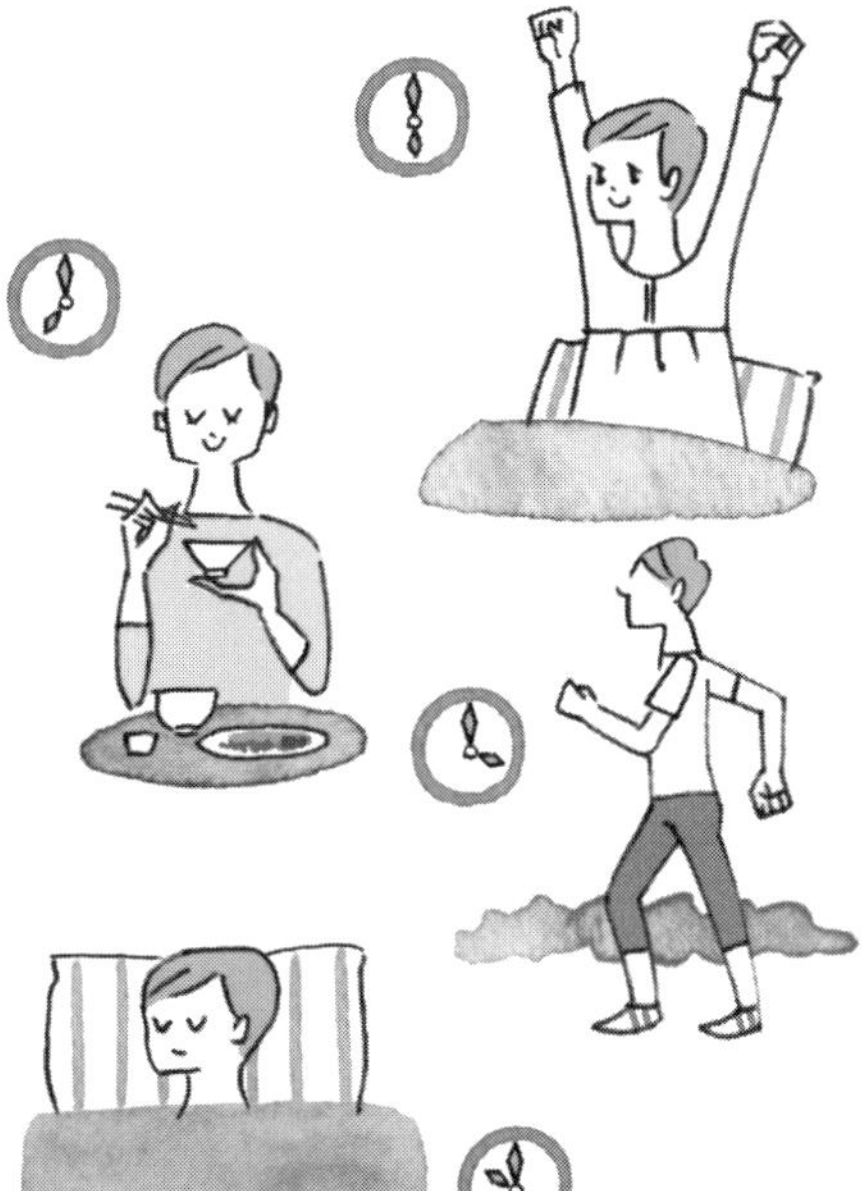

規則正しい生活が大切です

眼瞼下垂の治療

保存的治療と手術治療

34ページでも述べた通り、眼瞼下垂の症状がすでに表れてしまっている場合は、コンタクトレンズの中止や目薬の利用などの「保存的治療」では、回復が難しいのが実情です。そうした場合は、手術が最適な機能回復の方法となります。

しかし、手術を行なったはいいが、根本の原因をそのまま放置すれば、眼瞼下垂が再発してしまう可能性も否定できません。治療とともに、「どうしてまぶたが下がるのか？」を理解し、適切な予防・改善方法を実践していくことが大切です。

保存的治療　アレルギー体質の改善で疾病予防

近年、未成年の眼瞼下垂が増加しています。これは、慢性的なアレルギー性の炎症でまぶたが腫れたりむくんだりしているため、まぶたを上げる繊細な筋肉（上眼瞼《じょうがんけん》挙筋《きょきん》）が傷害されることが原因です。

アレルギーとは、「慢性的な血液の炎症」とも言えます。そのため、私のクリニックのアレルギー科では、その原因を見つけて治療することをおすすめしています。

実際のところ、アレルギー体質を改善すると、眼瞼下垂も改善する方が大勢いらっしゃいます。私のクリニックでは、眼瞼下垂の手術を行なった場合でも、再発を防ぐため、アレルギー科での体質改善治療の継続を提案しています。そうして免疫力を高めることで、眼科に限らず、全身の疾病の予防にもつながると考えています。

手術治療① 眼科？ 美容形成外科？

一般的に、眼瞼下垂の手術を行なっている医療機関は、眼科と美容形成外科です。手術を受けたいけれど、どちらに行けばいいのか迷う方も多いと思います。

どちらの科でも、原則として同じ施術を行なうのですが、私たち眼科では、「まぶたを開くための機能回復」に主眼を置きます。一方、「目をもっと大きく見せたい」「こんな形にしたい」という美容目的が大きい場合は、美容形成外科に相談してみるとよいでしょう。

手術治療②　美容目的であるときの注意点

美容目的で眼瞼下垂の手術を受けた際、ごく稀《まれ》にですが、まぶたの開きがよくなりすぎて、完全に閉じることができなくなるような事例があります。術後にドライアイを訴える方も多い傾向にありますので、注意が必要です。

手術後は若返ったような印象が強くなることはたしかですが、まぶたを開閉する機能が適切に維持できなければ本末転倒です。美容形成外科で手術を受ける際は、慎重に検討してください。

経験豊富な眼科であれば、手術後の合併症への対応も万全ですから、その点でも安心できます。また、眼科での眼瞼下垂手術は、顕微鏡を使って繊細な施術を行ないます。その際、肉眼では確認できなかった問題を見つけ、適切に対処することで、より深刻な症状に陥ることを未然に防ぐこともできます。

手術治療③　健康保険の適用と費用

私たち眼科で行なう眼瞼下垂の手術は、基本的には健康保険が適用できます。

方法としては、上眼瞼挙筋を縫い縮めることで、まぶたを開く力を補強します。

手術の概要（片眼）

手術時間	約30分（顕微鏡を使用しての繊細な手術）
手術後の通院	翌日／約10日後（抜糸）／約1カ月後
手術後の腫れ	比較的強い腫れは約1～2週間（個人差あり）
カウンセリング当日の治療	可能ですが、術後の状態等をしっかり確認・検討してからの手術実施をおすすめしています。
入院の必要	なし
麻酔	点眼・クリーム麻酔と局所麻酔の併用
シャワー	手術当日から可能
洗髪	手術後3～4日目から可能

手術費用（保険診療・片眼）

1割負担	約11,000円
2割負担	約17,000円
3割負担	約27,000円

※術式により多少の変動が生じます。

そうすることで、これまで力を入れても上がりにくかったまぶたが、軽い力で上がるようになります。

皮膚を切開する方法と、切開しない方法がありますが、前者でも約30分で手術は終わり、入院の必要もありません。皮膚を切開しない場合であれば手術後2日目程度から、皮膚を切開する場合でも抜糸した翌日から、アイメイクが可能です。

眼科での手術の概要と、保険適用の場合の費用の概算を、上の表にまとめておきますので、参考にしてください（詳細は各医療機関に問い合わせのうえ、確認してください）。

手術治療④ 片眼ずつの施術がおすすめです

皮膚を切開する場合、私のクリニックでは、期間をあけて片眼ずつ行なうことを推奨しています。

片眼ずつ施術する場合の不安要素として、両眼同時に比べ、最終的な仕上がりに左右差が生じやすいということは、たしかにあります。体調や時間帯など、目もとのコンディションが違う状態で、期間をあけて片眼ずつ手術を行なうと、どうしても仕上がりに微妙な左右差が生じてしまうことがあります。

しかし、保険診療手術は美容手術とは違いますので、見栄えよりも安全性を優先し、片眼ずつ対応するのが基本です。目もとを含めて、人間の顔は誰でも左右非対称であるため、両眼同時に手術を行なったとしても、鏡に映したように完全な左右対称にすることは不可能です。

左右差を最小限に抑えるために最善は尽くしていますが、どうしても見栄えを優先される方は、美容形成外科での自費診療が選択肢となります。

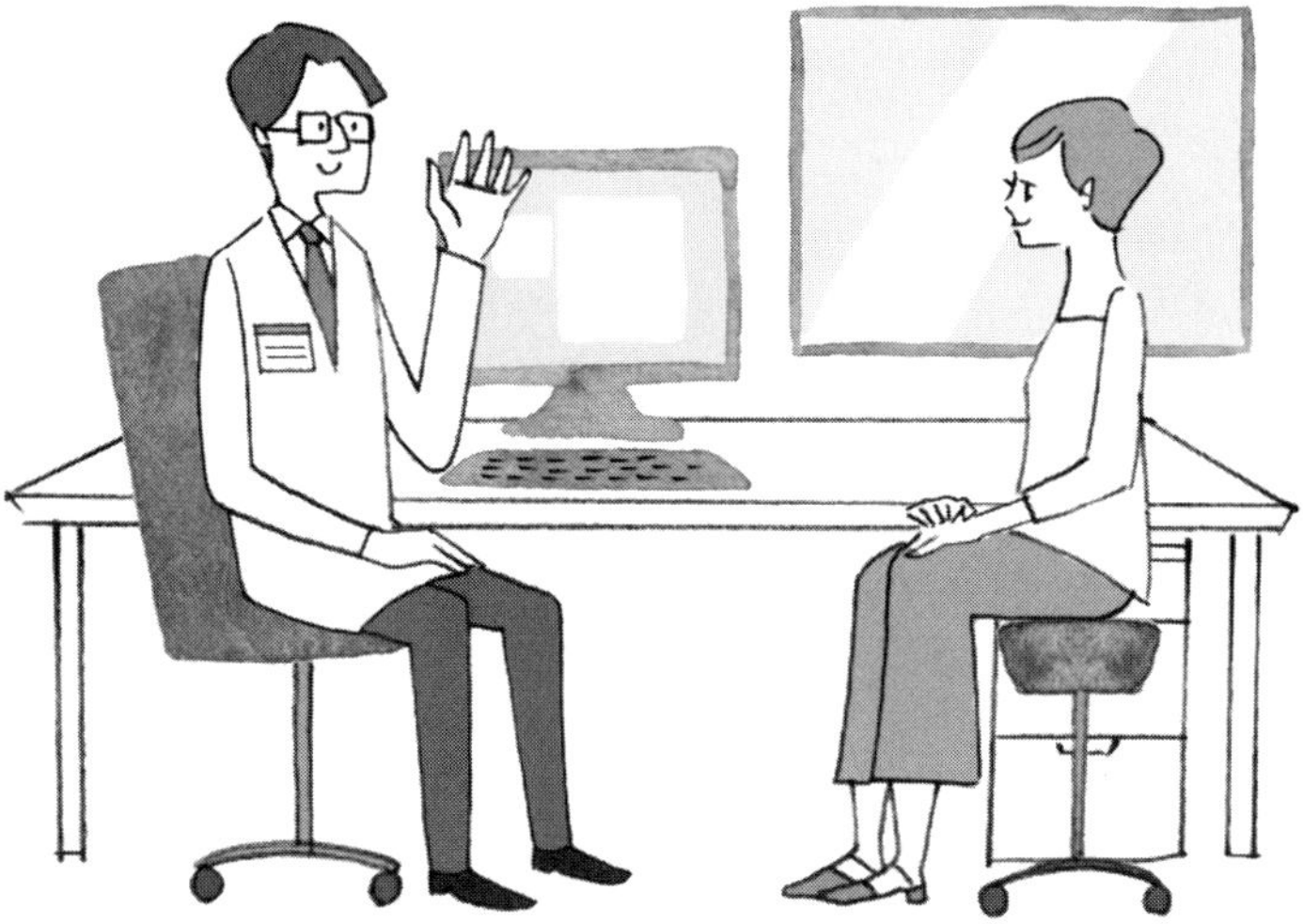

医師とよく話し合って治療法を選択しましょう

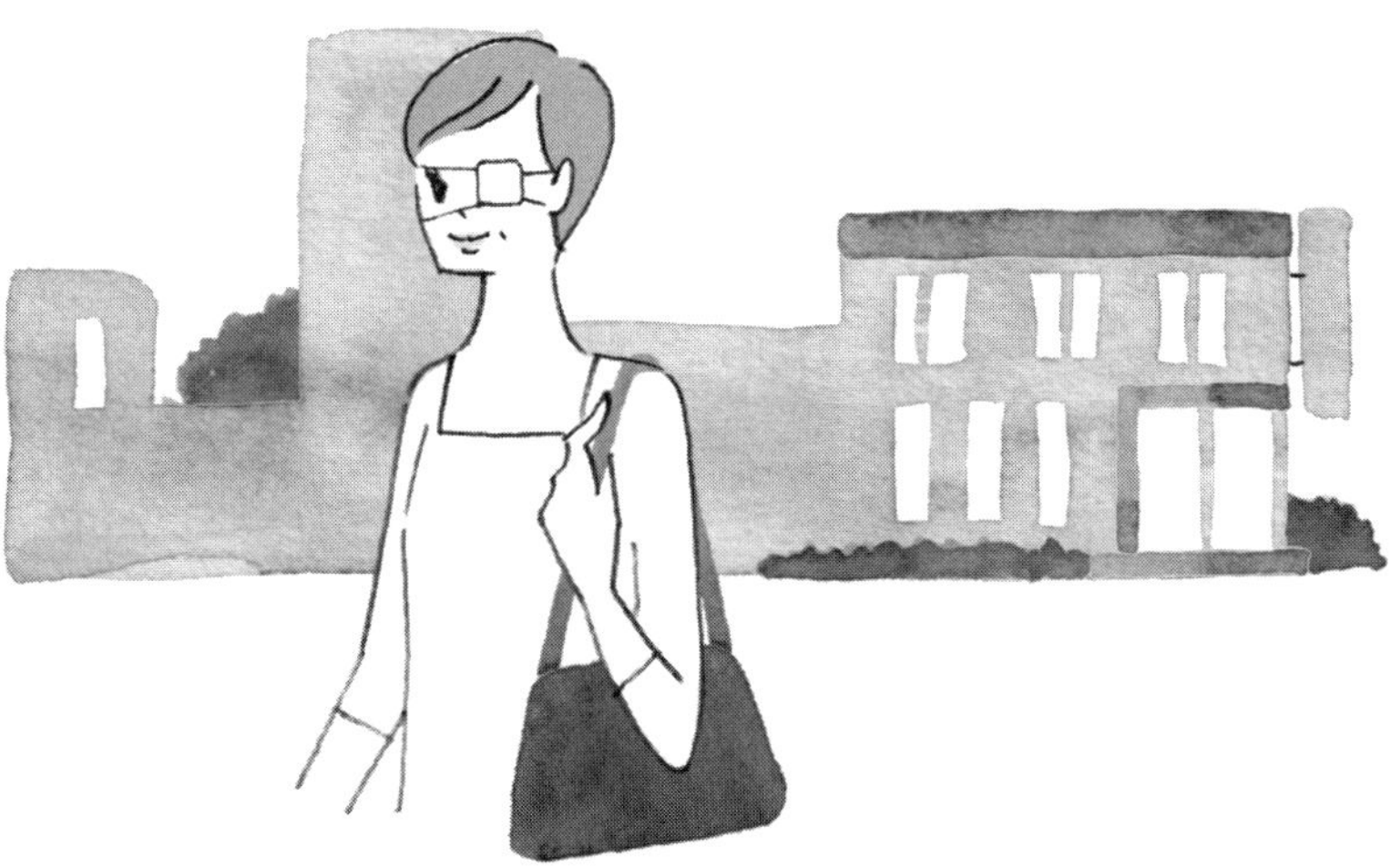

日帰りも可能です

手術治療⑤　痛みと内出血

「手術は痛いのでは？」と不安になられる方が多いと思いますが、ご安心ください。麻酔剤の注入により、痛みを感じることはほとんどありません。注入量も片まぶたで約２mLと必要最小限にしていますので、注入時の痛みも最小限ですが、「薬がしみる痛み」を感じる方はいらっしゃいます。

手術後の不安要素としてもっとも大きいのは、内出血です。皮膚を切開する手術の場合、ほとんどの方に内出血が生じます。一方、皮膚を切開しない方法では、内出血はほとんどありません。私のクリニックでは、強い内出血が可能な限り出現しないよう、細心の注意を払って施術しています。程度の軽い内出血であれば、術後10日目の抜糸の頃には消えていることがほとんどです。

可能な限り内出血を防ぐための努力は怠りませんが、そのうえで、「手術中はリラックスして目に力を入れない」「手術後１週間、特に最初の３日間は高温での入浴を控える」「激しい運動をしない」「過度の飲酒を避ける」などの協力をしていただけると、術後の経過はより良好になります。次ページには施術例を、また、50～79ページには、眼瞼下垂の予防・改善におすすめのエクササイズなどを紹介します。

施術例

施術前　50代女性　施術後

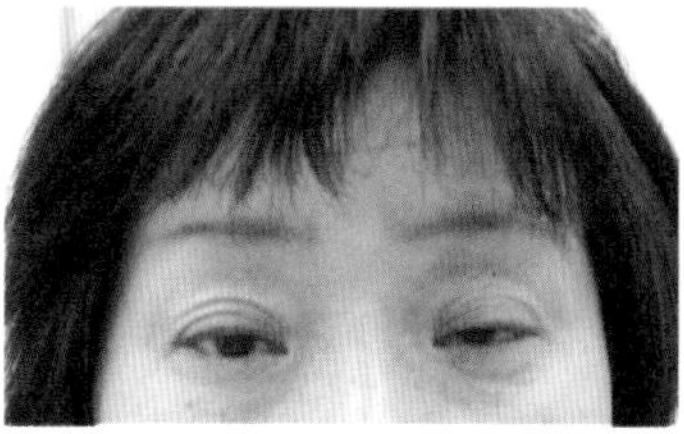
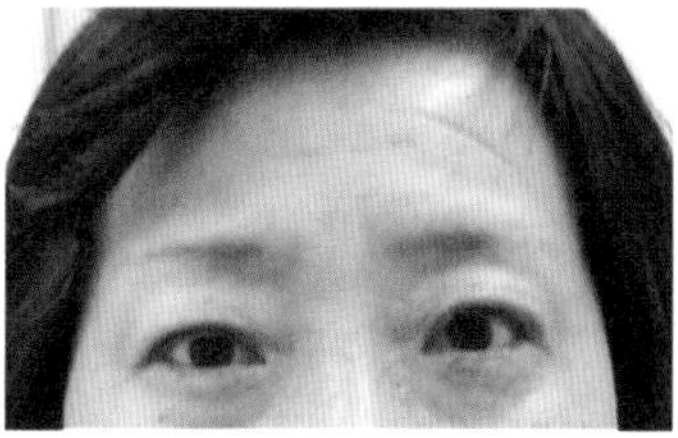

施術前　50代女性　施術後

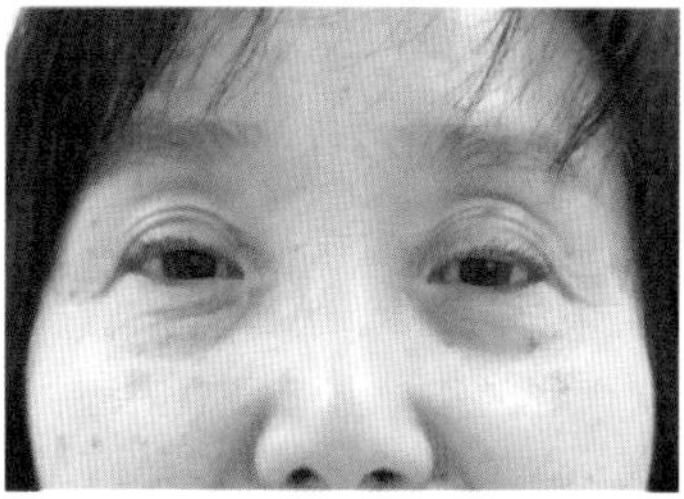
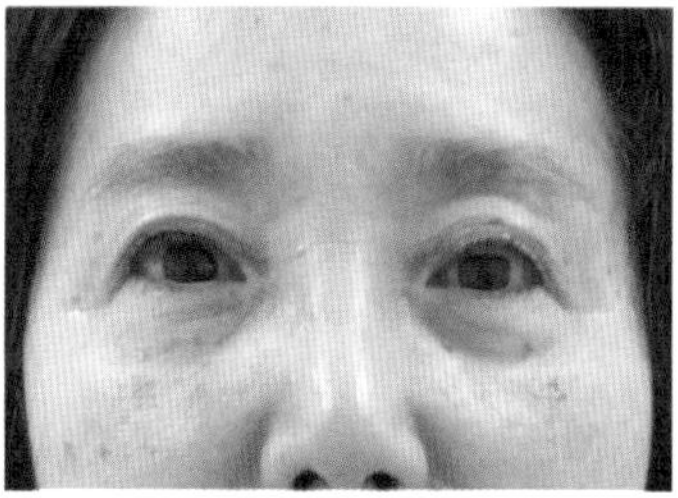

施術前　40代男性　施術後

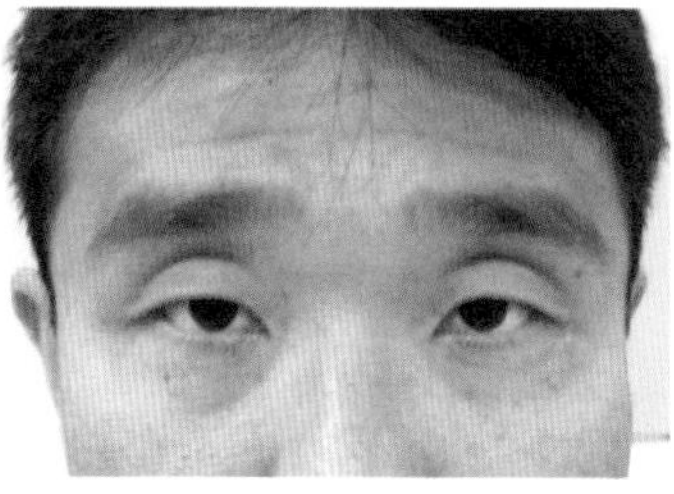
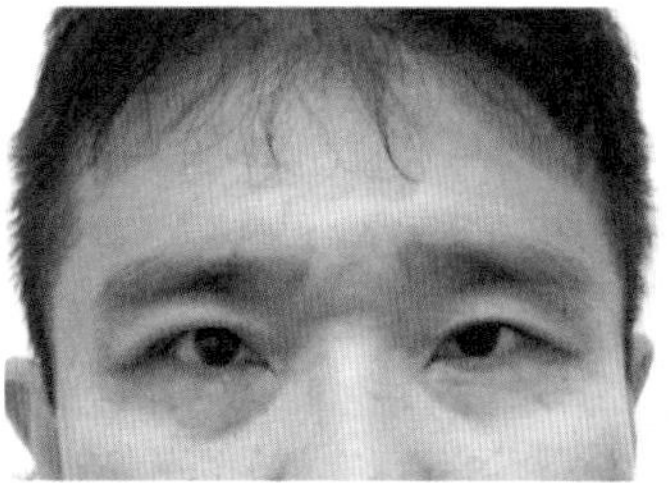

寝たまま深呼吸

浅くなりがちな呼吸を改善します。いつでもどこでも、気が向いたときに行ないましょう。

1 胸に空気を入れましょう。

肋骨《ろっこつ》を大きく開き、肺に空気を取り込み、胸を大きく開くイメージで。

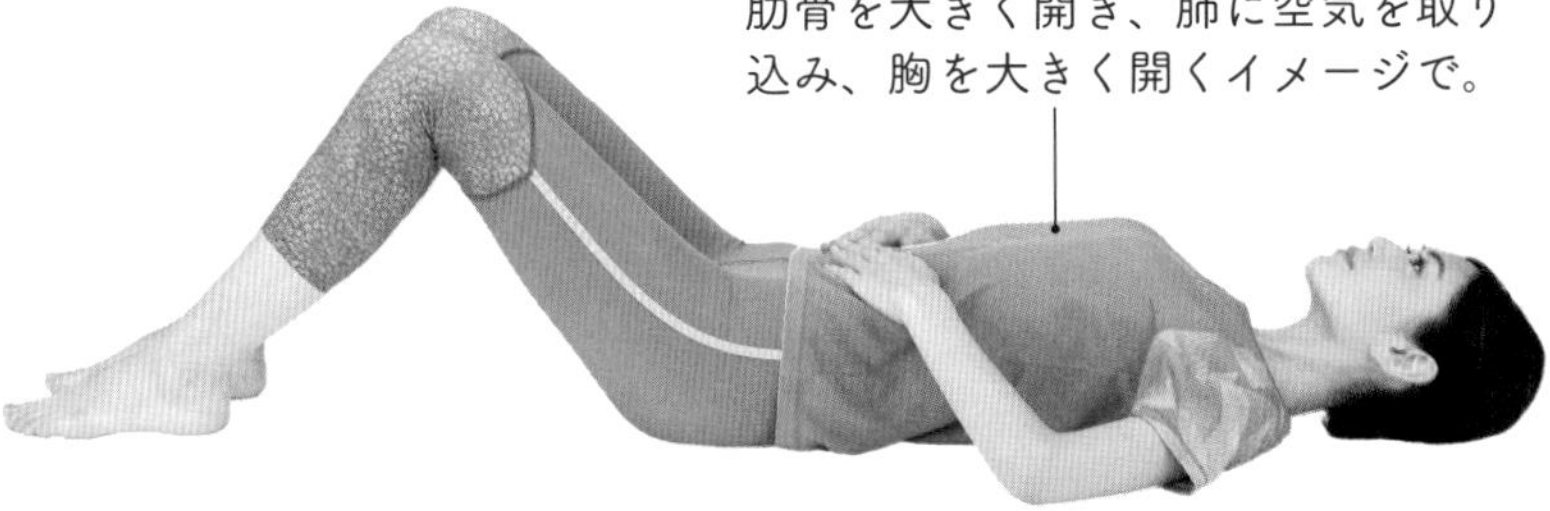

☞ 胸に空気を送り込むつもりで、ゆっくりと鼻から息を吸い、口から息を吐きます（胸式呼吸）。

2 おなかに空気を入れましょう。

おへその下に空気を溜めるイメージで、おなかを大きく膨らませる。

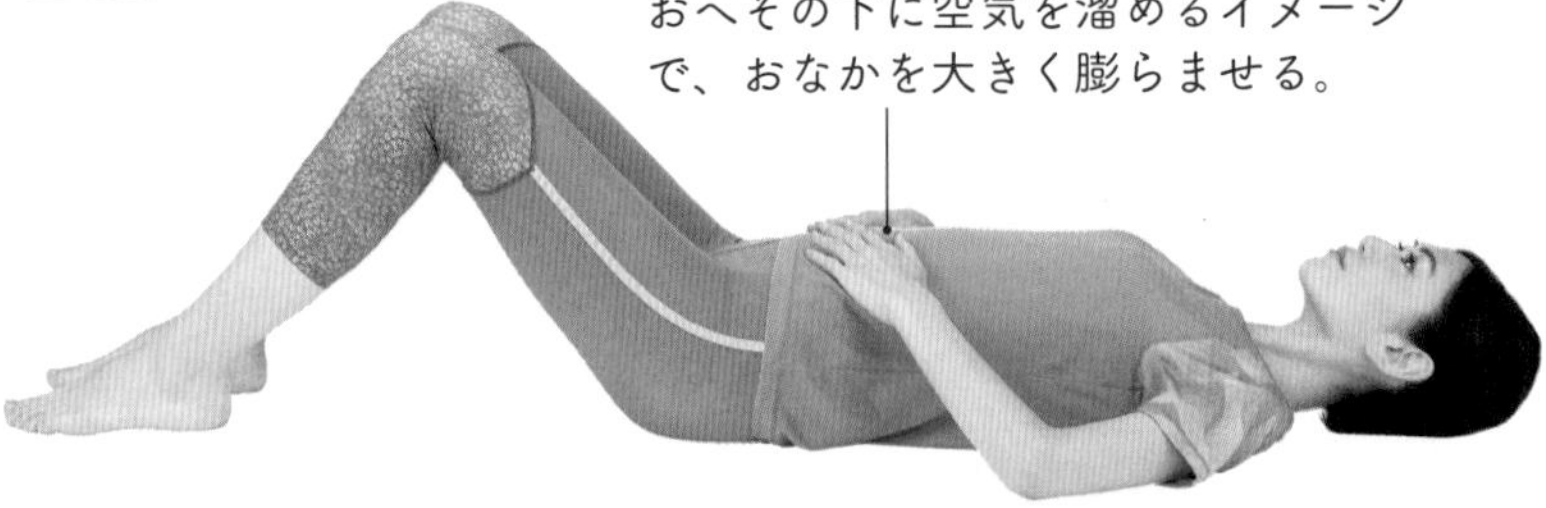

☞ 今度はおなかを膨らませるように意識しながら、鼻から深く息を吸い、口から息を吐きます（腹式呼吸）。

3 胸とおなかに空気を入れましょう。

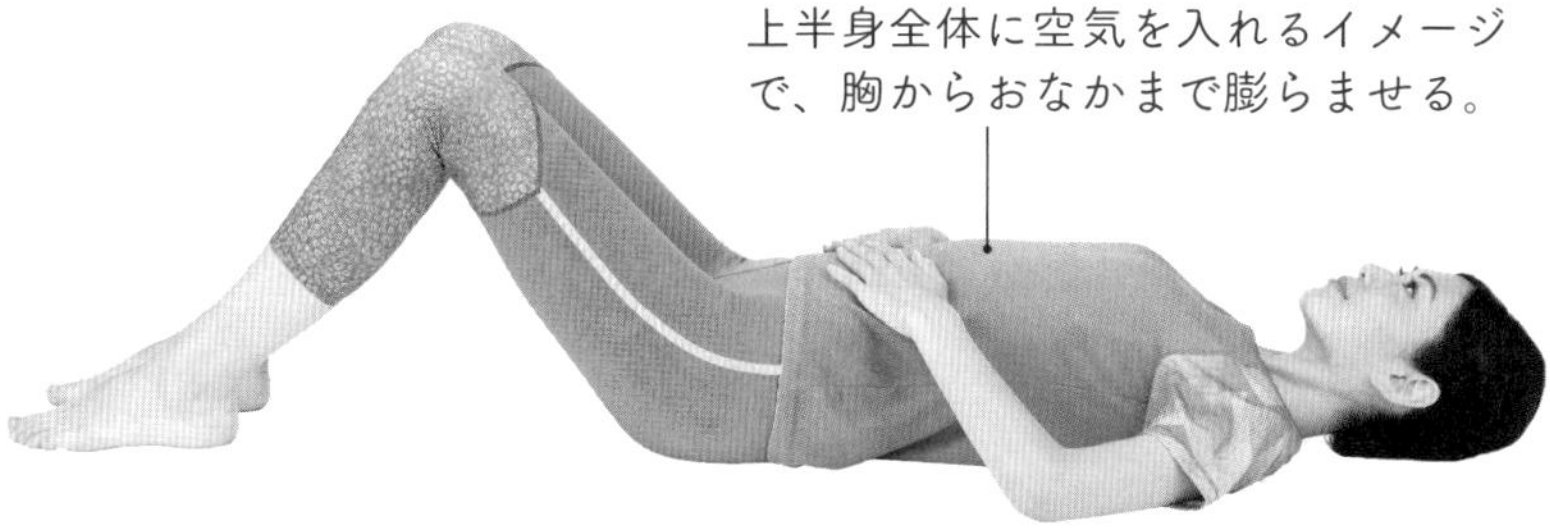
上半身全体に空気を入れるイメージで、胸からおなかまで膨らませる。

胸とおなかの両方に空気を送り込むイメージで、鼻から深く息を吸います。

4 体中の空気をすべて吐きましょう。

3回 繰り返す

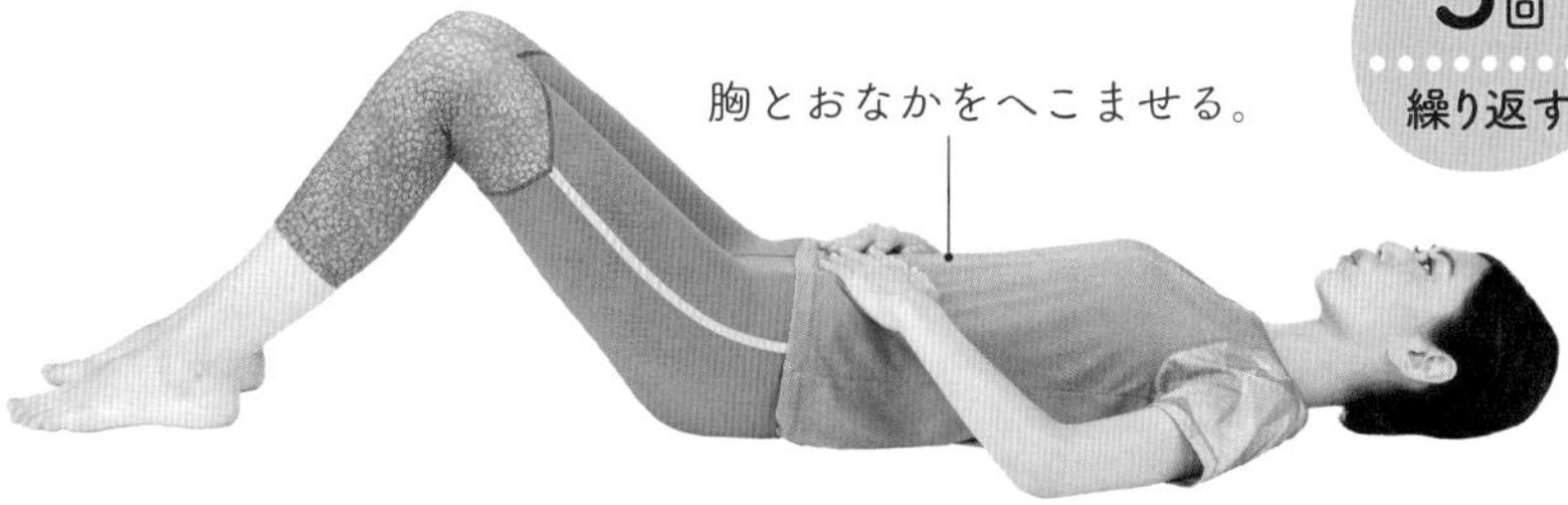
胸とおなかをへこませる。

体中の空気をすべて吐き出すつもりで、口から息をゆっくりと吐きます（腹式呼吸）。1〜4を3回繰り返します。

ひざ倒し

股関節や骨盤を活性化することで全身の血流が促され、目やまぶたにも良い影響を与えます。

1 ひざを立てて寝そべりましょう。

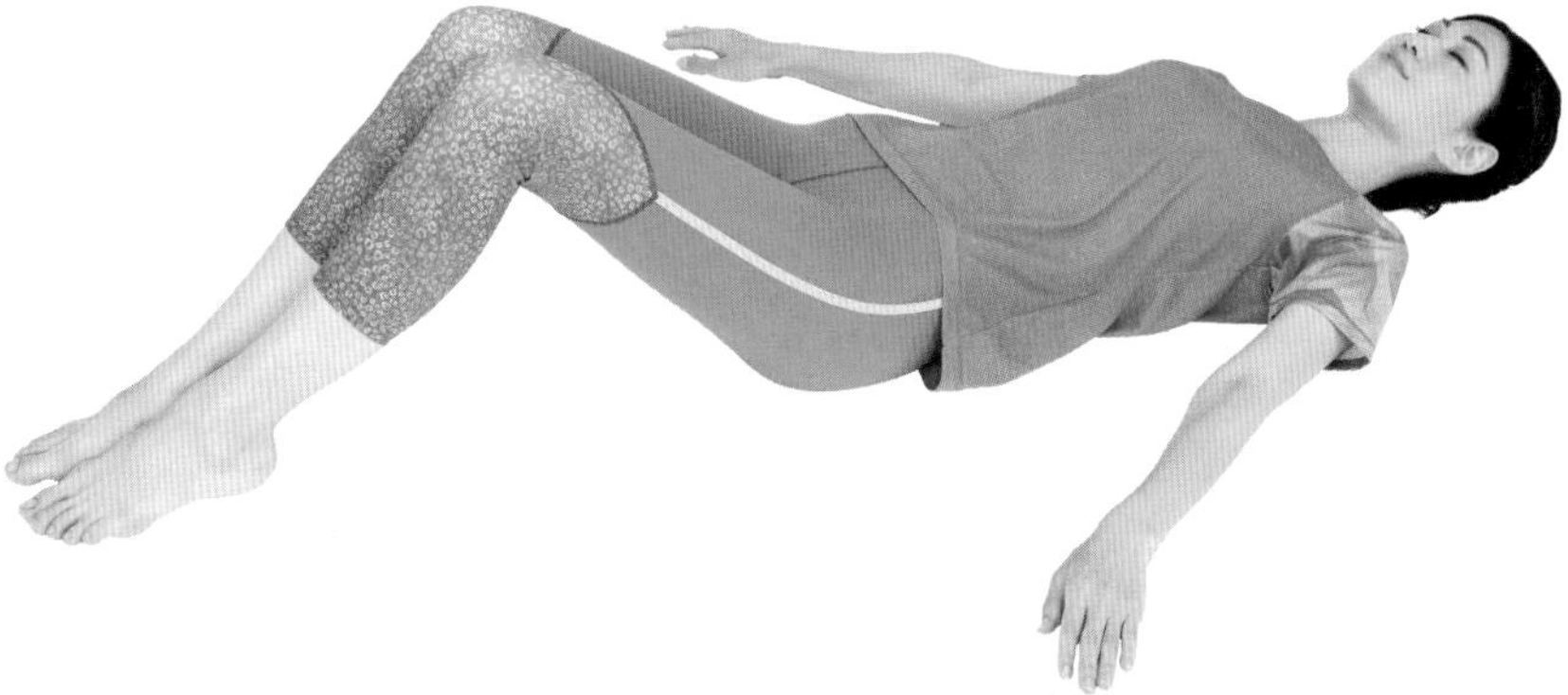

☞ 仰向けに寝そべり、両ひざをそろえたまま90度の角度に曲げて立て、足の裏は床につけます。

☞ 手はリラックスした状態で、体から少し離します。

2 下半身を左右に倒しましょう。

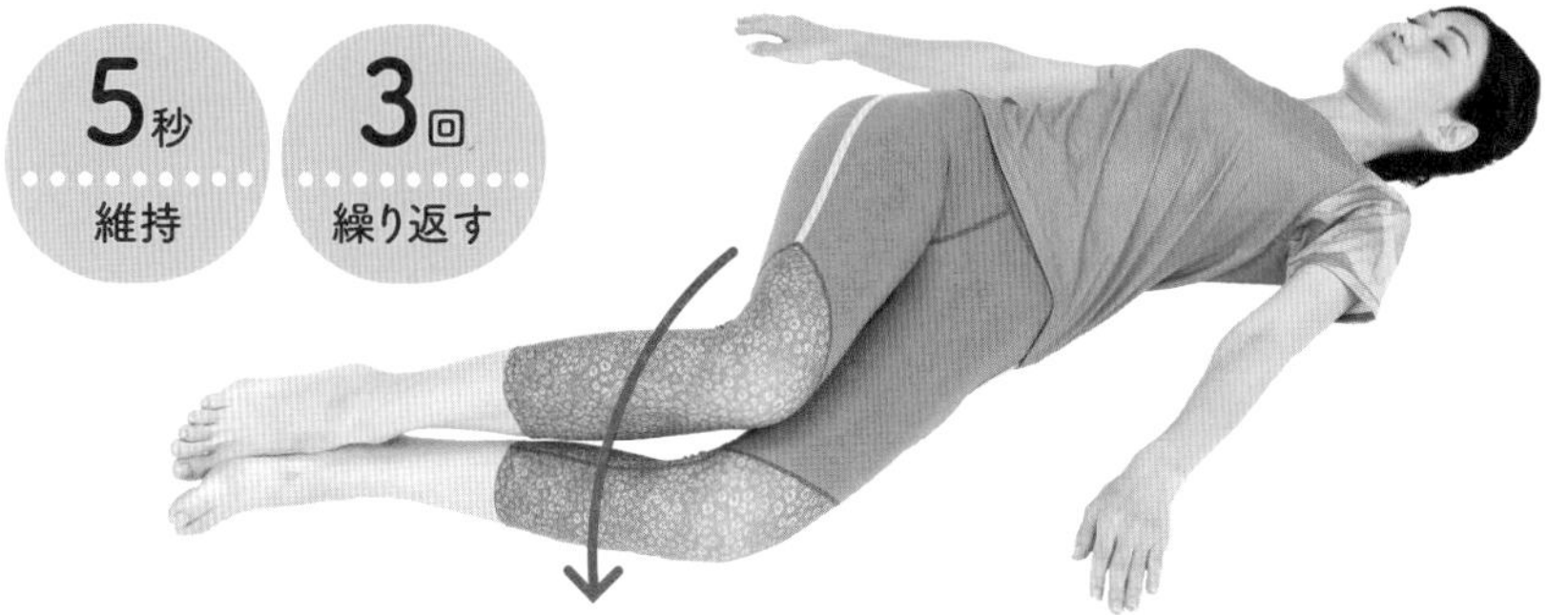

- ひざをできるだけそろえて下半身を左に倒します。
- このとき、左ひざの外側ができるだけ床に近づくように深く倒して5秒維持します。
- 呼吸は自然に行なってください。

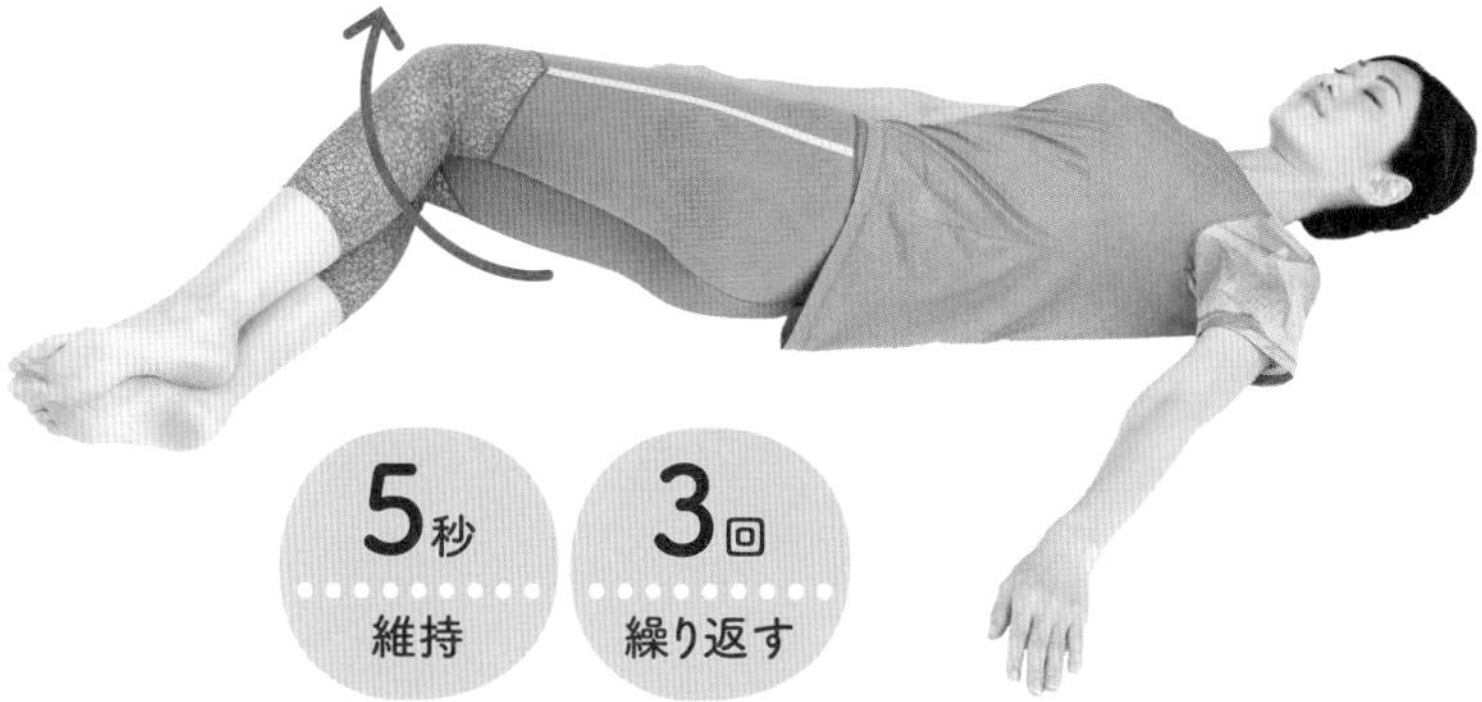

- 反対側も同様に。下半身を右に倒し、右ひざの外側ができるだけ床に近づくように深く倒して5秒維持します。
- 「左・右」を3回繰り返します。
- 左右に倒すときは、頭、肩ができるだけ床から離れないようにしましょう。

眼筋体操

眼球と眼筋を動かして、視界スッキリ。毎日の生活で狭くなりがちな視野を広げましょう。

1 仰向けに寝そべりましょう。

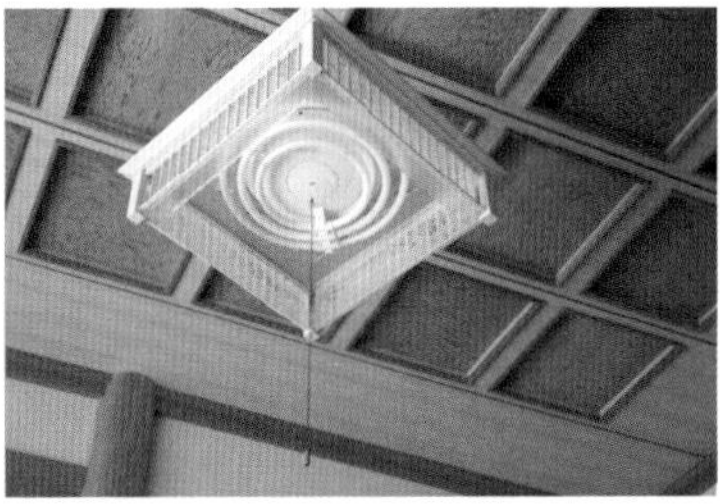

部屋の天井の上下・左右の方向に、何か目印を決めます。目印の間隔は体調に合わせて設定してください。

注意！

めまいなど体調に異変が生じたときは、すみやかに中止してください。

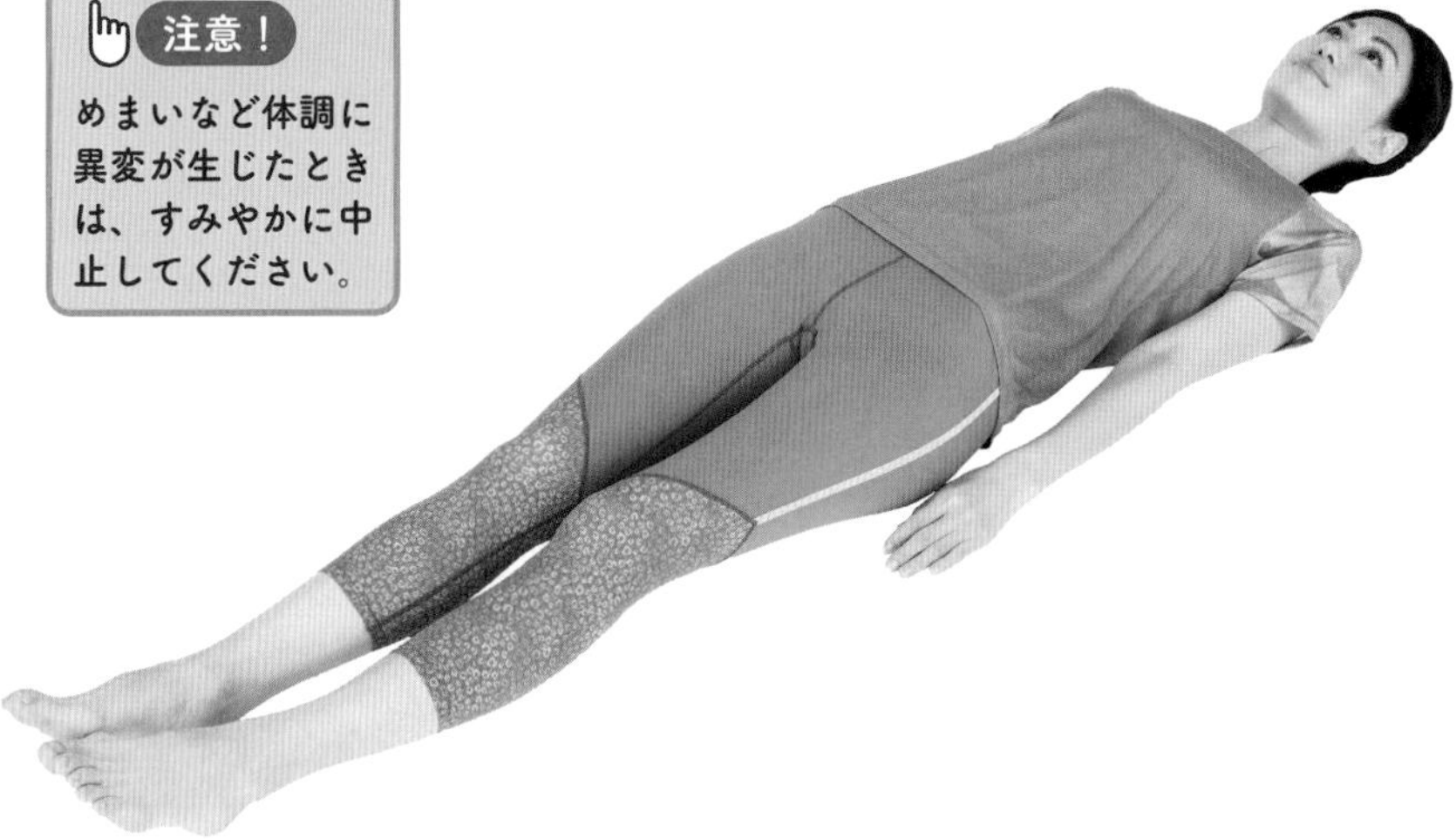

仰向けに寝そべって天井を見つめ、上下・左右それぞれの方向に目印を決めましょう。

2 眼筋を動かして目印を見つめましょう。

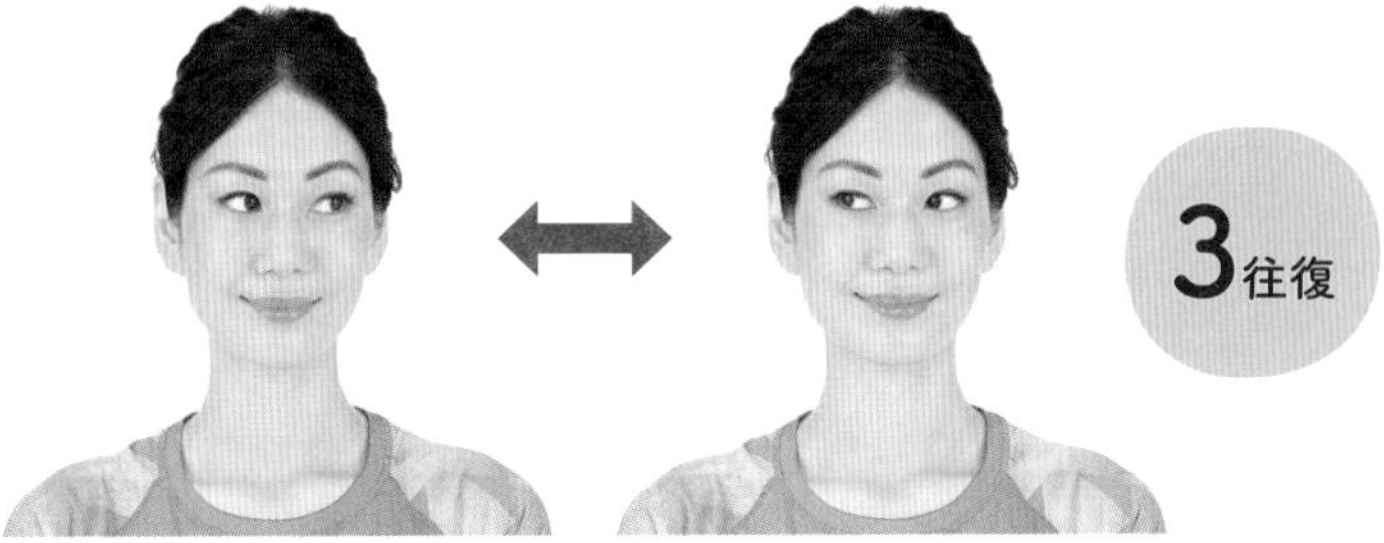

☞ 左右の目印を右・左……と3回繰り返して見つめます。

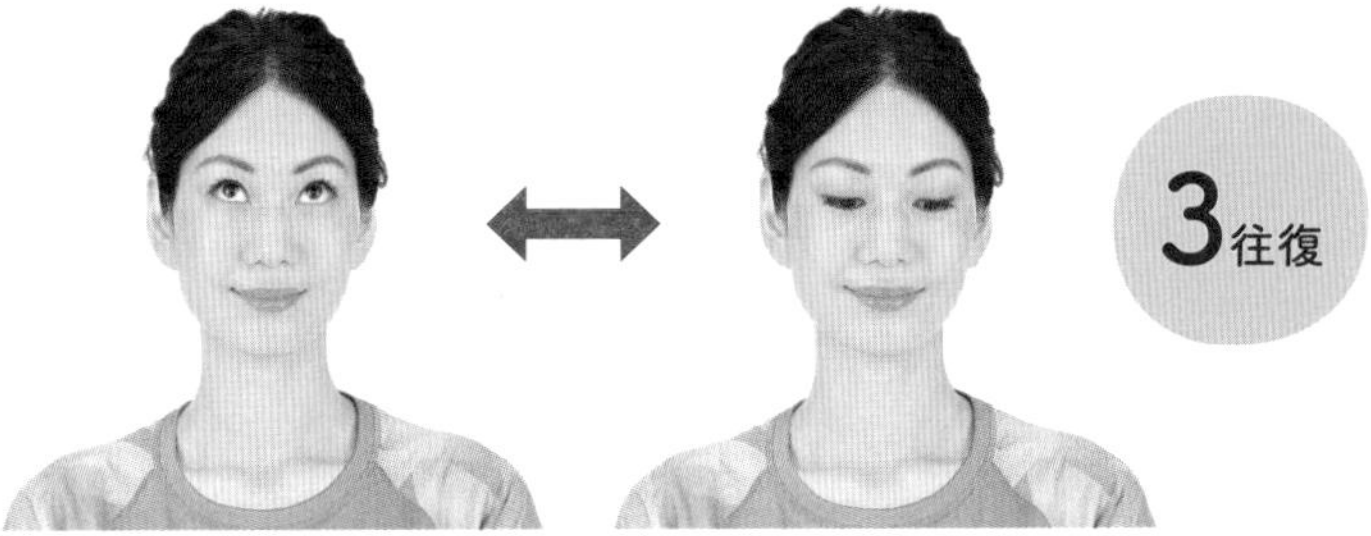

☞ 上下の目印を上・下……と3回繰り返して見つめます。

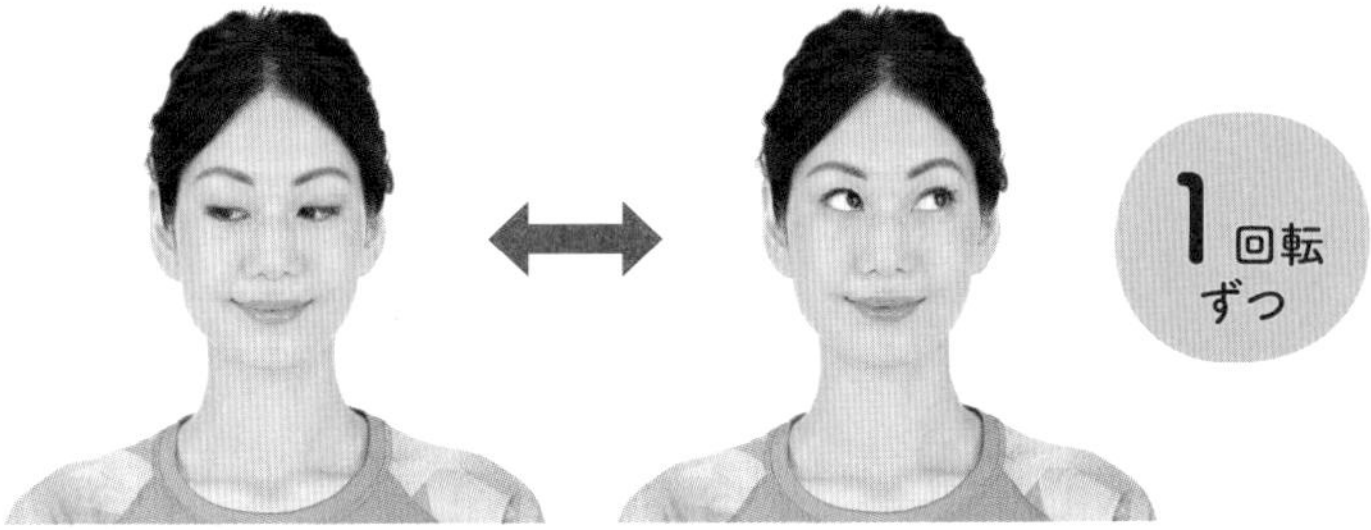

☞ 時計まわり・反時計まわりにそれぞれグルッと1回転。

イルカ追視

文字や図形の輪郭をなぞると目と脳がほぐれ、疲労と緊張の緩和につながります。

1 ロゴを目でなぞりましょう。

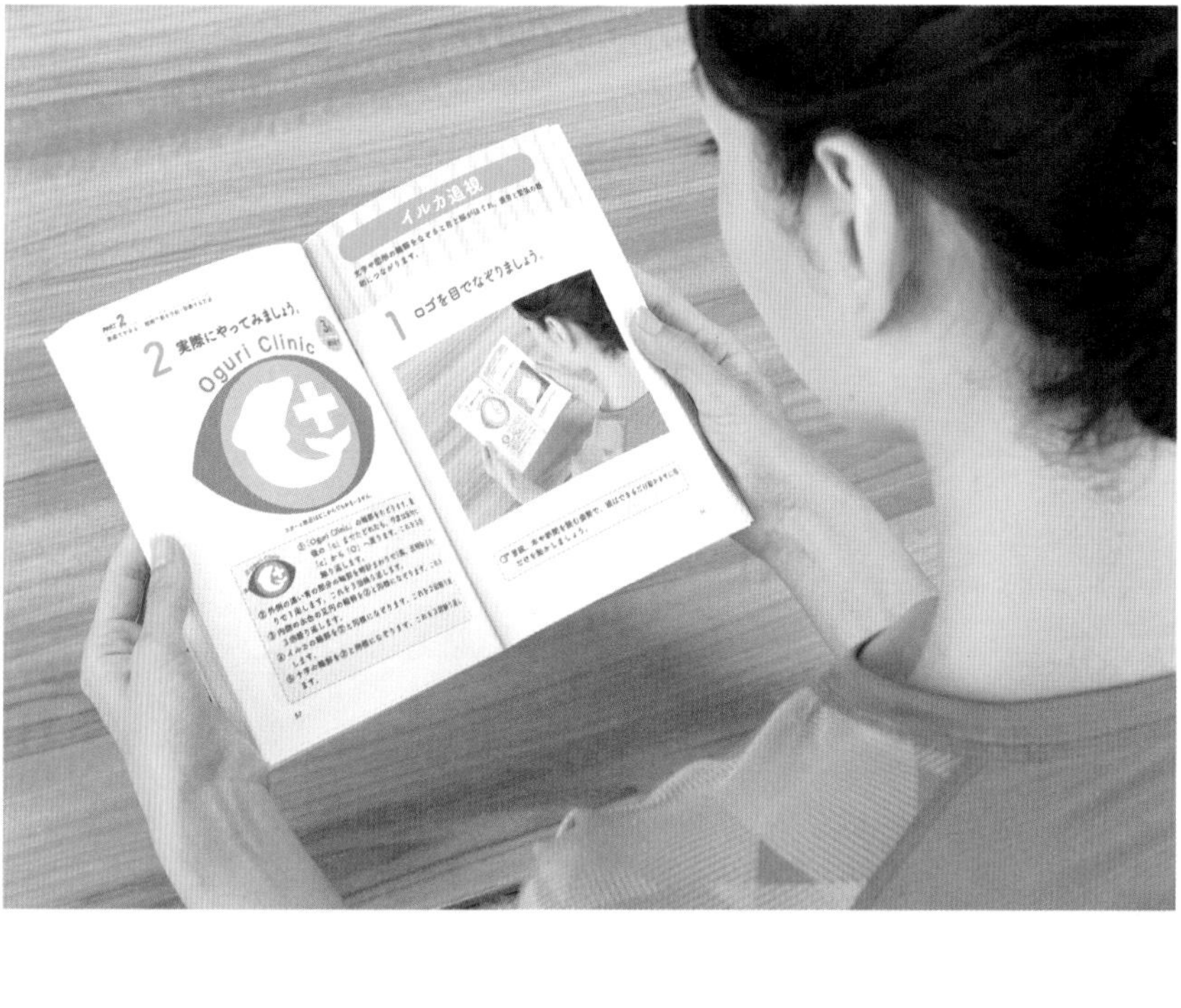

☞ 普段、本や新聞を読む姿勢で、頭はできるだけ動かさずに目だけを動かしましょう。

2 実際にやってみましょう。

3回 繰り返す

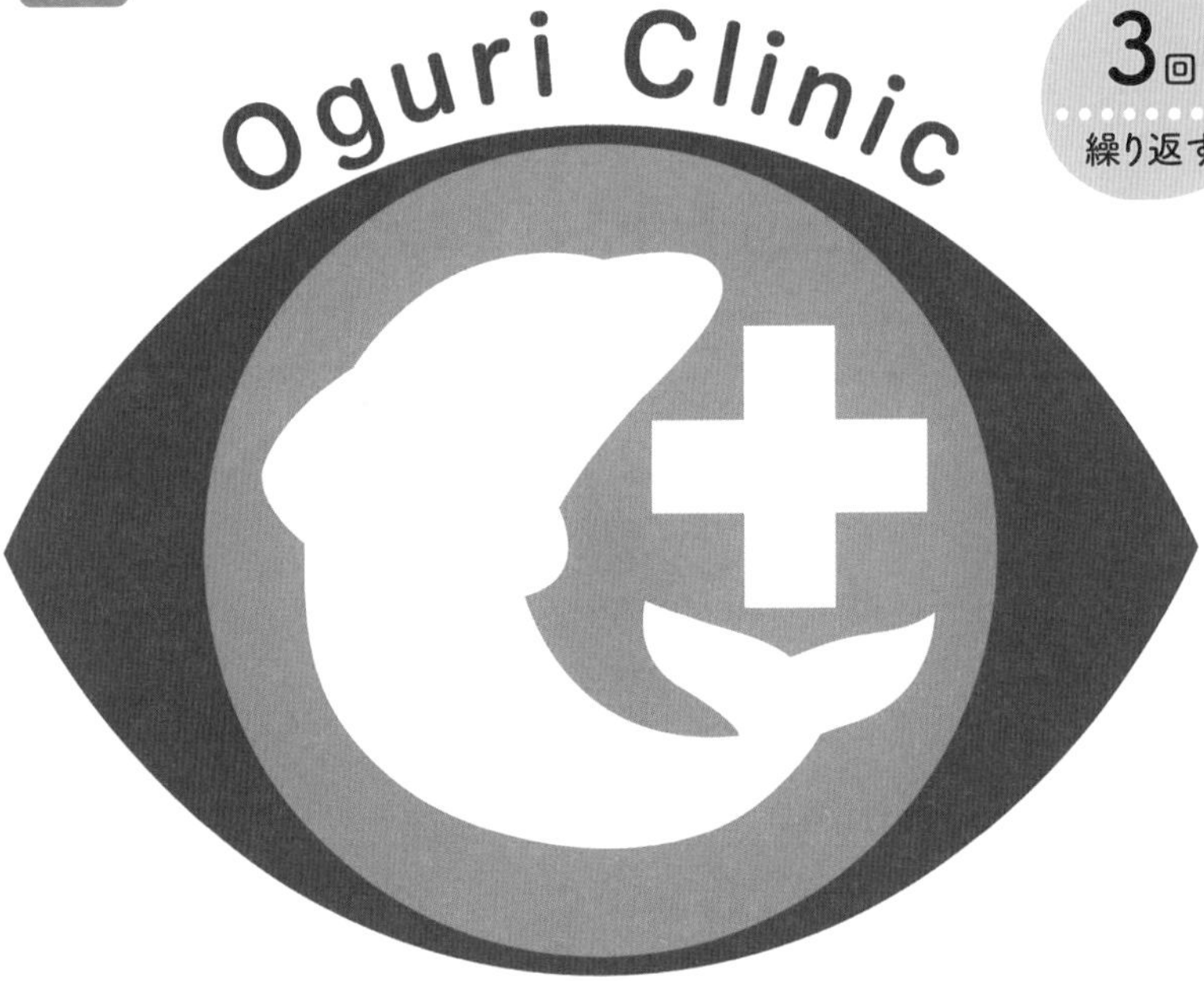

スタート地点はどこからでもかまいません。

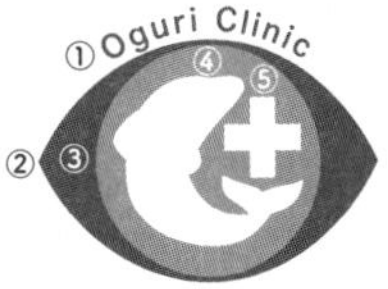

①「Oguri Clinic」の輪郭をたどります。最後の「c」までたどれたら、今度は反対に「c」から「O」へ戻ります。これを3回繰り返します。

② 外側の濃い青の部分の輪郭を時計まわりで1周、反時計まわりで1周します。これを3回繰り返します。

③ 内側の水色の正円の輪郭を②と同様になぞります。これを3回繰り返します。

④ イルカの輪郭を②と同様になぞります。これを3回繰り返します。

⑤ 十字の輪郭を②と同様になぞります。これを3回繰り返します。

頭皮マッサージ

耳から頭頂部にかけて刺激を与えることで、頭部の血液・リンパの流れが促されます。

1　耳の周りを押しましょう。

15～30秒

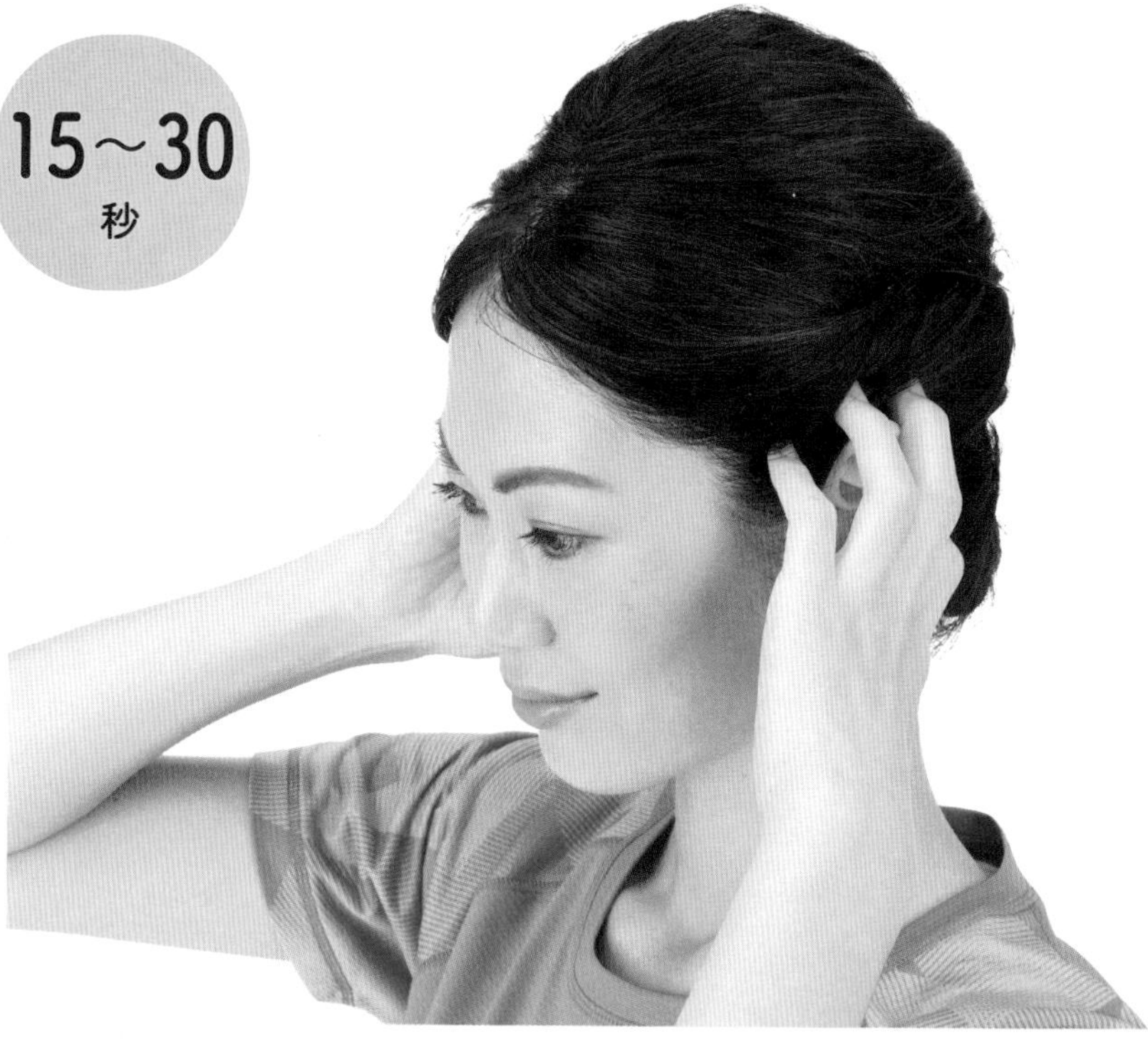

- 指を立てて、両手で耳を包み込むようにします。
- 耳の周りを「気持ちいい」くらいの圧で押します。
- 15 ～ 30秒続けます。

2 頭頂部に向かってもみ込みましょう。

15〜30秒

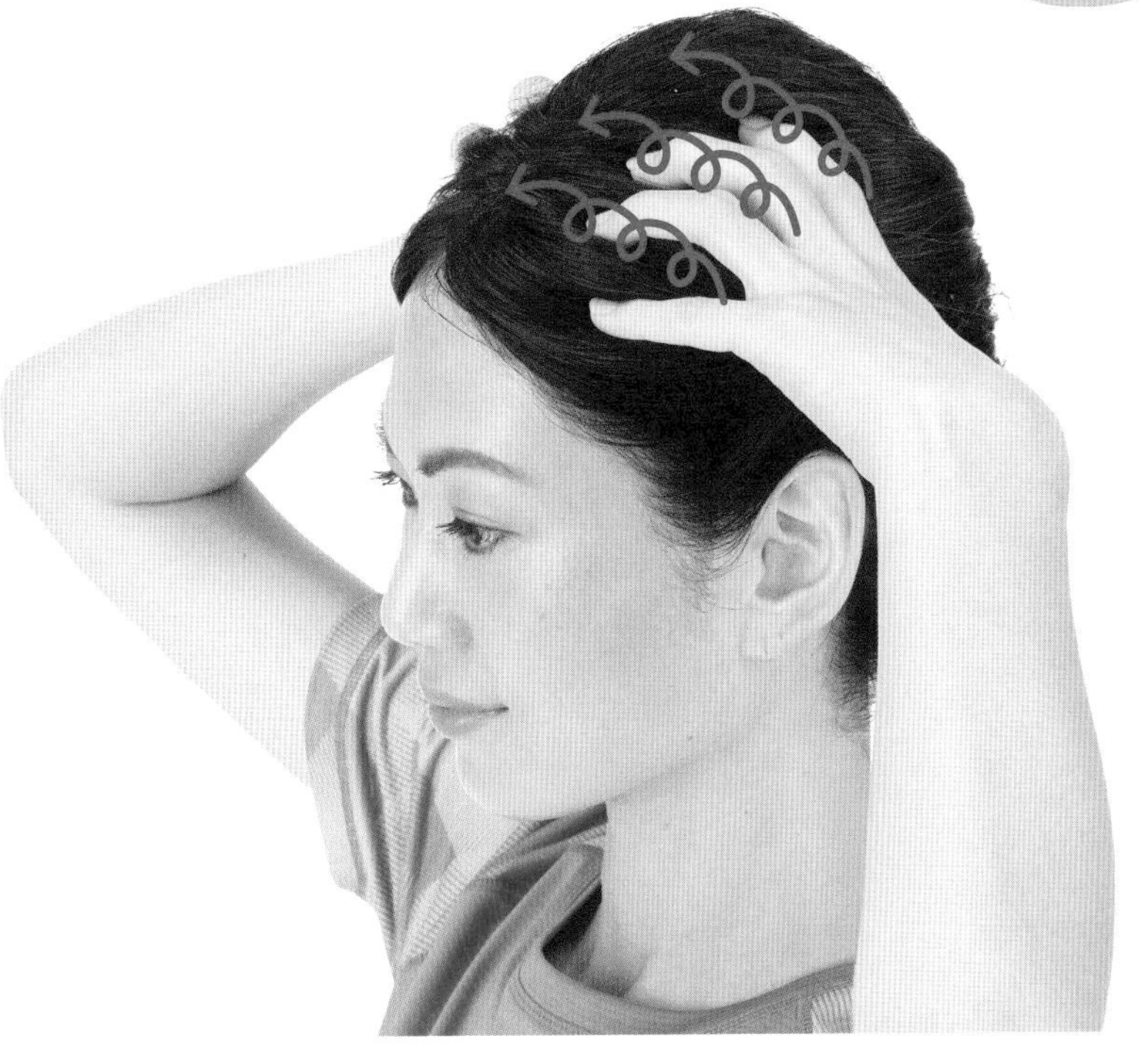

- 指先の腹を使って、「気持ちいい」くらいの圧で、頭頂部まで小刻みに円を描くようにマッサージしていきます。
- 15 〜 30秒続けます。
- 頭部にはリンパが張りめぐらされているので、小さな円を小刻みに描きながら地肌を刺激すると効果的です。

顔マッサージ①

顔のリンパの流れを促すことで、肌のターンオーバー（回復）機能を取り戻します。

1 あごからこめかみまでマッサージしましょう。

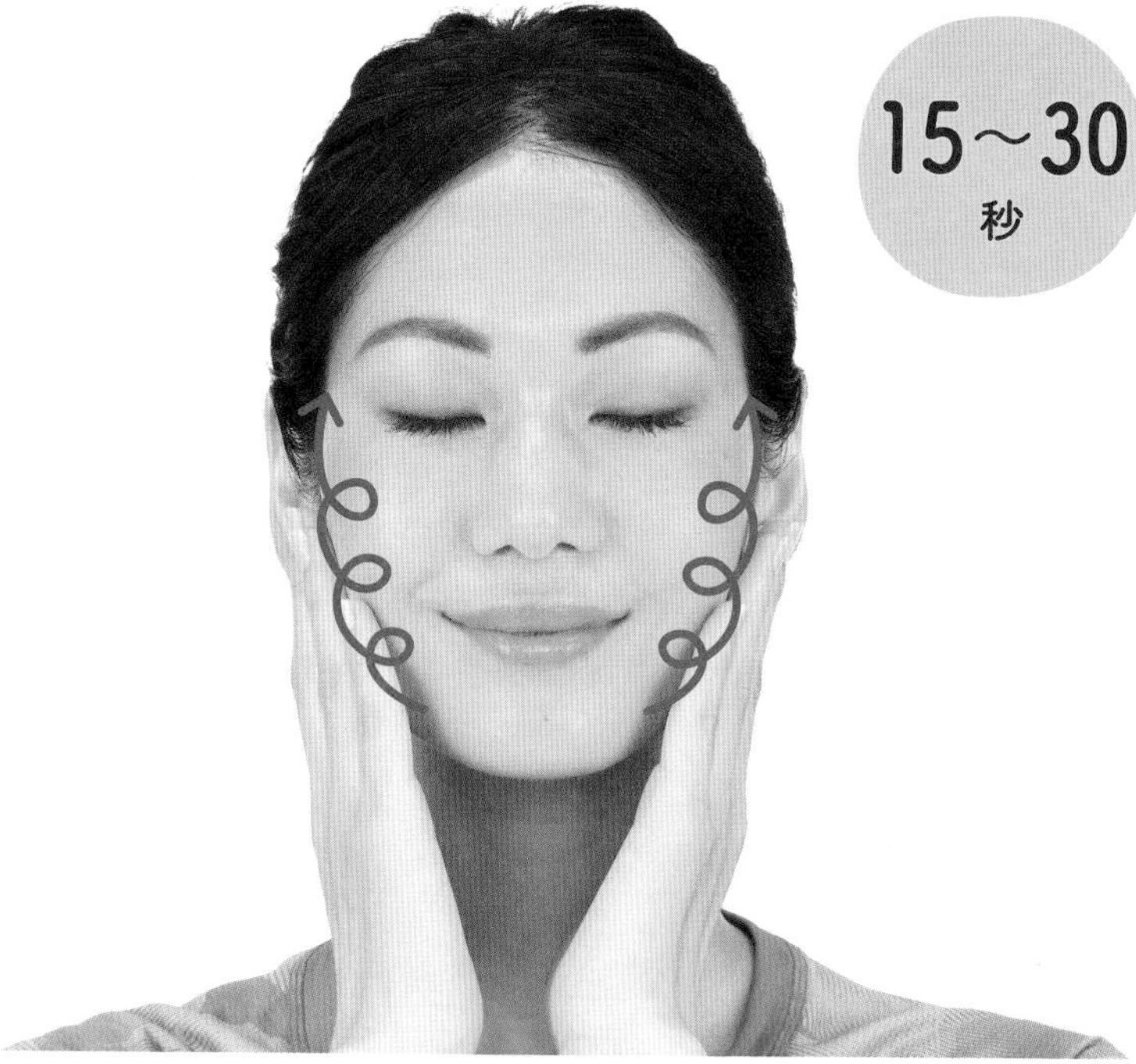

15〜30秒

- 人差し指、中指、薬指の３本を使って、あごからこめかみまで、指先の腹でやさしく円を描くようになで上げます。
- 決してきつくこすらず、なでるようにやさしい圧をかけましょう。
- 15 〜 30秒続けます。

2 生え際に向かって なで上げましょう。

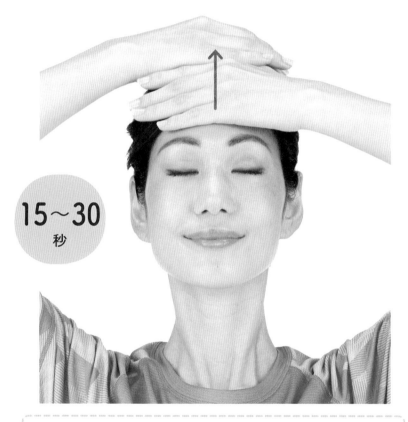

15〜30秒

- 人差し指から小指までの４本の指を額にしっかり密着させて、左右の手を交互に動かし、眉から髪の生え際に向かってやさしくなで上げます。
- 15 〜 30秒続けます。
- 引っ張るのではなく、額の皮膚を押し上げるようにやさしく圧をかけましょう。

顔マッサージ②

目の周りの血行を良くすることでまぶたをはじめとする眼筋のはたらきも活性化します。

1 目の周りをやさしくなぞりましょう。

3往復

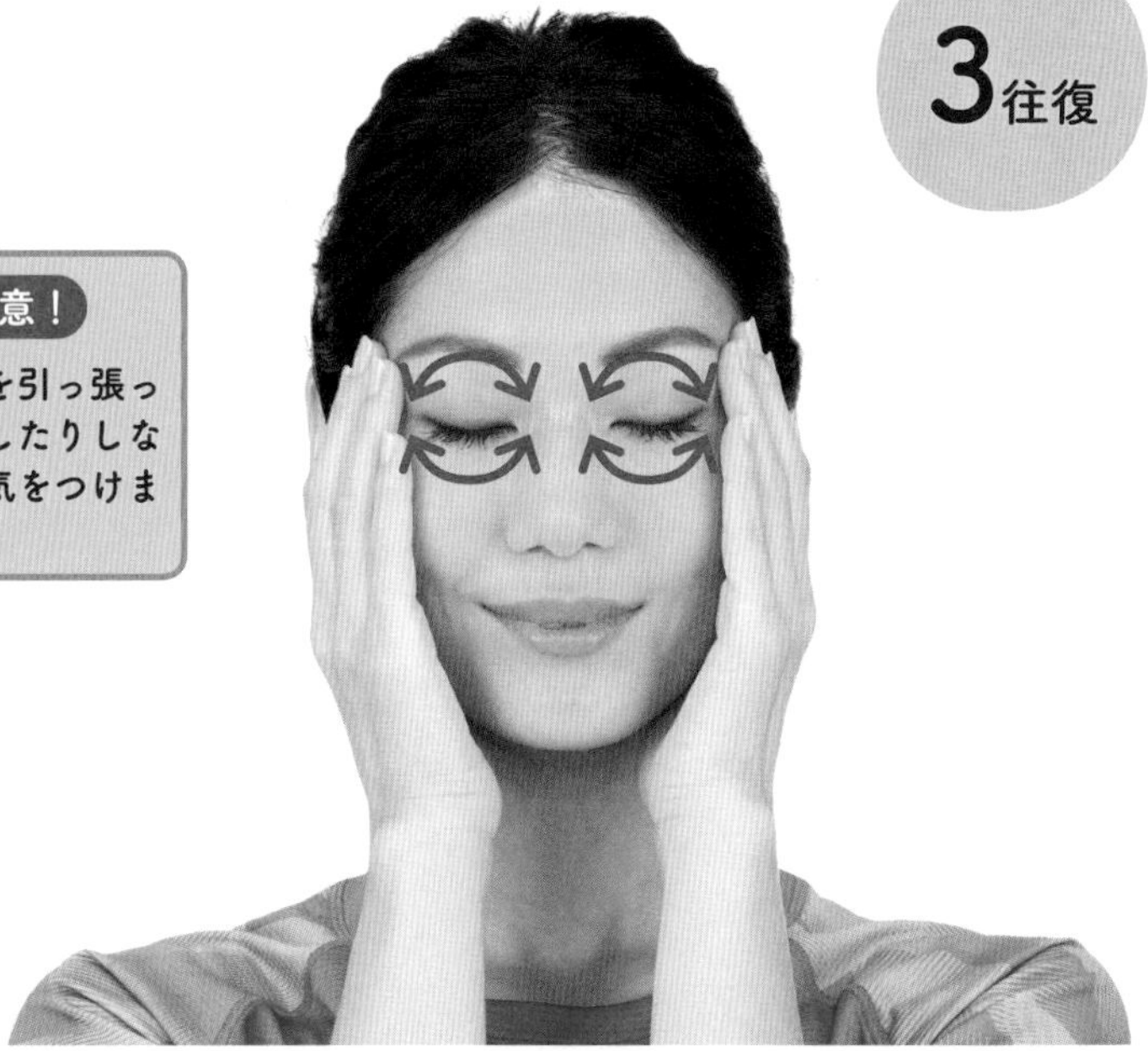

注意！

まぶたを引っ張ったり押したりしないよう気をつけましょう。

- 人差し指、中指、薬指の３本を使って、眼窩《がんか》（眼球が収まっているくぼみ）のふちを、指先の腹でやさしくなでてマッサージします。
- 決してきつくこすらず、なでるようにやさしい圧をかけましょう。
- 目頭から目じりへ、左右の目の上下をそれぞれ３往復します。

郵便はがき

料金受取人払郵便

京都中央局
承認

6647

差出有効期間
2026年2月14日
まで

（切手は不要です）

601-8790

205

京都市南区西九条
北ノ内町十一

PHP研究所
暮らしデザイン普及部
お客様アンケート係 行

1060

ご住所 □□□-□□□□ TEL：		
お名前		ご年齢 歳
メールアドレス	@	

今後、PHPから各種ご案内やアンケートのお願いをお送りしてもよろしいでしょうか？ □NO
チェック無しの方はご了解頂いたと判断させて頂きます。あしからずご了承ください。

＜個人情報の取り扱いについて＞
ご記入頂いたアンケートは、商品の企画や各種ご案内に利用し、その目的以外の利用はいたしません。なお、頂いたご意見はパンフレット等に無記名にて掲載させて頂く場合もあります。この件のお問い合わせにつきましては下記までご連絡ください。（PHP研究所　暮らしデザイン普及部　TEL.075-681-8554　FAX.050-3606-4468）

PHPアンケートカード

PHPの商品をお求めいただきありがとうございます。
あなたの感想をぜひお聞かせください。

お買い上げいただいた本の題名は何ですか。

どこで購入されましたか。

ご購入された理由を教えてください。（複数回答可）

1　テーマ・内容　2　題名　3　作者　4　おすすめされた　5　表紙のデザイン
6　その他（　　　　　　　　　　　　　　　　　　　　　　）

ご購入いただいていかがでしたか。

1　とてもよかった　2　よかった　3　ふつう　4　よくなかった　5　残念だった

ご感想などをご自由にお書きください。

あなたが今、欲しいと思う本のテーマや題名を教えてください。

2 骨に沿って押し込んでみましょう。

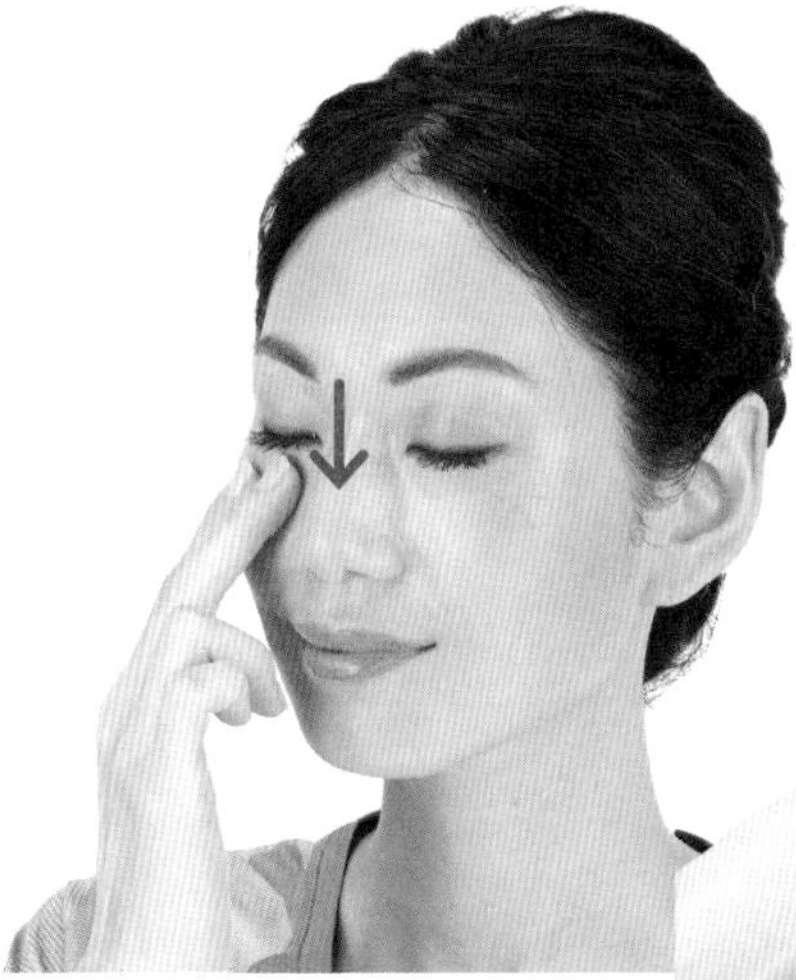

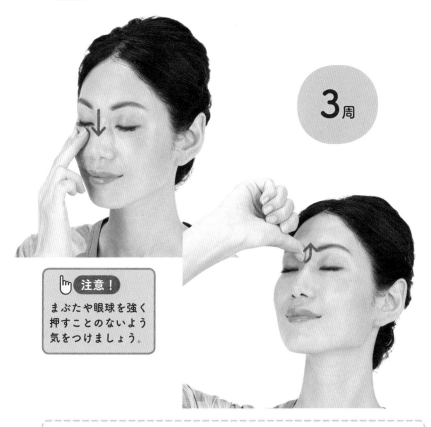

3周

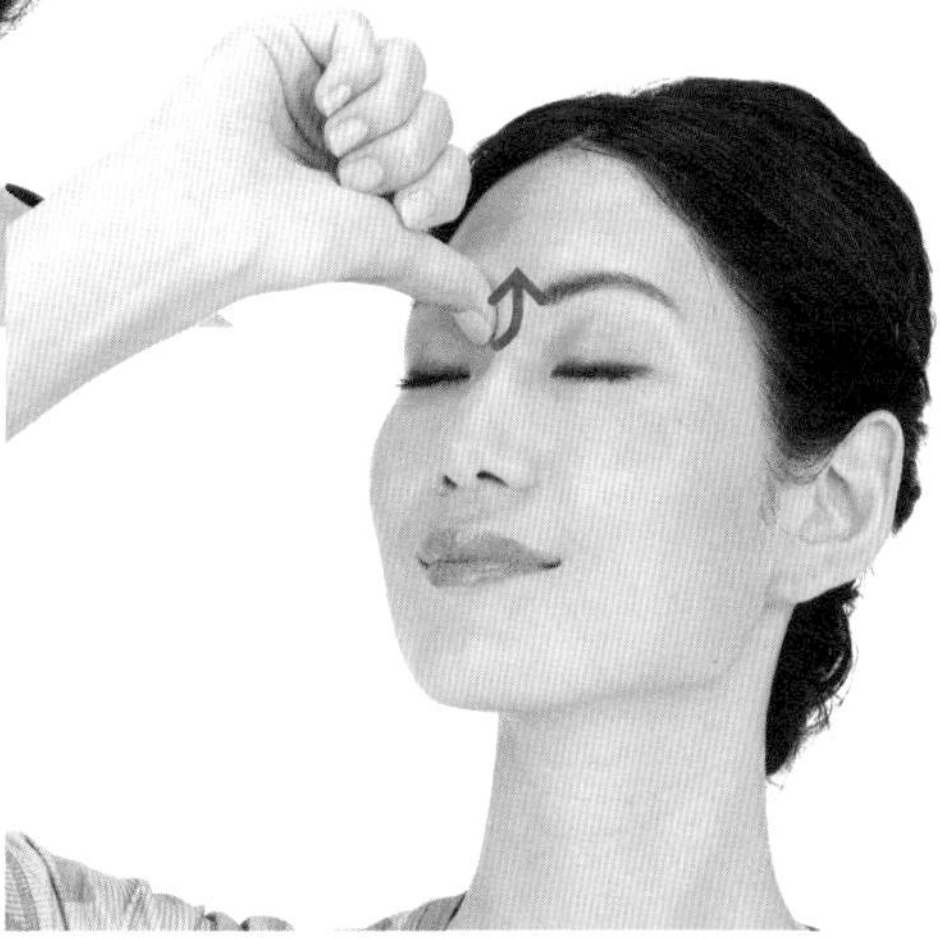

注意！
まぶたや眼球を強く押すことのないよう気をつけましょう。

- 眼窩のくぼみのふちの部分（骨のきわ）に指で圧をかけていきます。
- 眼窩の下半分は人差し指と中指で、上半分は親指を使って押し込みます。
- 決して強く押しすぎず、「気持ちいい」くらいの圧で押します。
- 左右の目の上下をそれぞれ3周します。

あいうえお体操

少し大げさに「あ・い・う・え・お」と発声して、まぶたをはじめとする表情筋を刺激します。

1 「あー！」と発声しましょう。

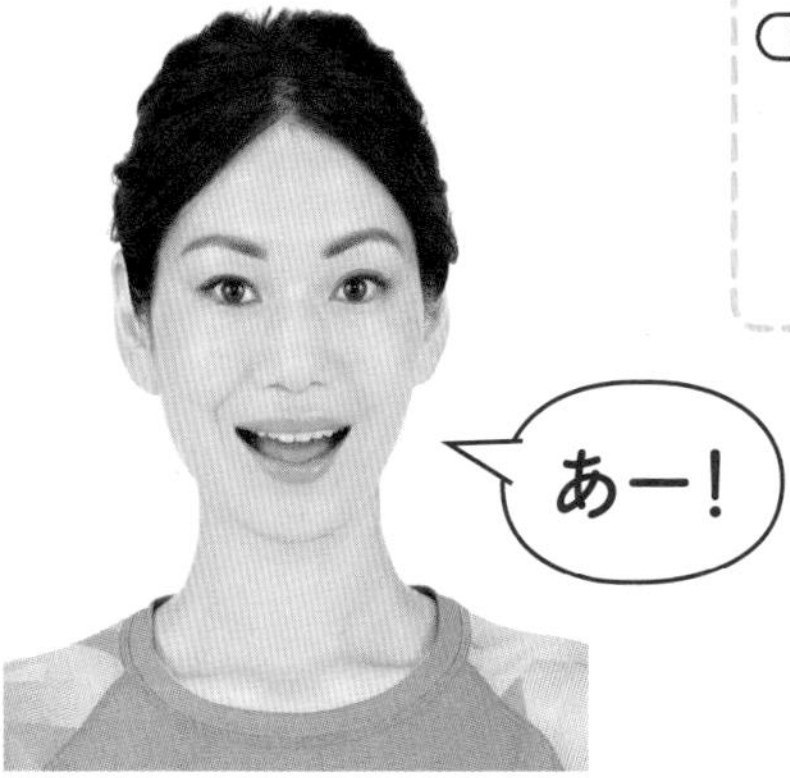

☞「あー！」と声を出しながら大きく口を広げて顔全体を外側に伸ばすイメージで。

2 「いー！」と発声しましょう。

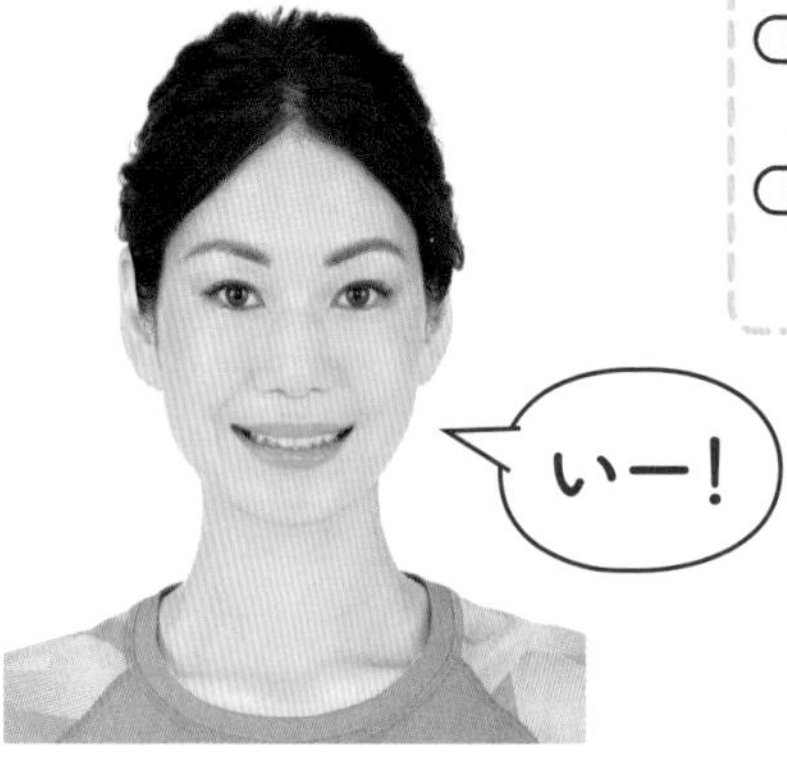

☞「いー！」と声を出しながら口を横に広げます。
☞首も横に広げるイメージで。

3 「うー！」と発声しましょう。

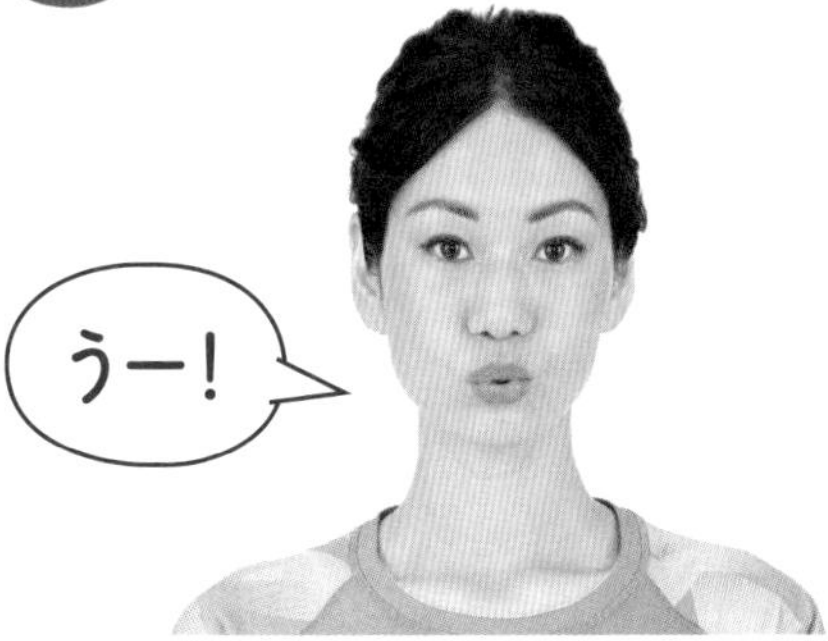

- 「うー！」と声を出しながら唇をすぼめて突き出します。
- 口の周りの筋肉を中央に寄せ、しわが寄るくらい力を入れます。

4 「えー！」と発声しましょう。

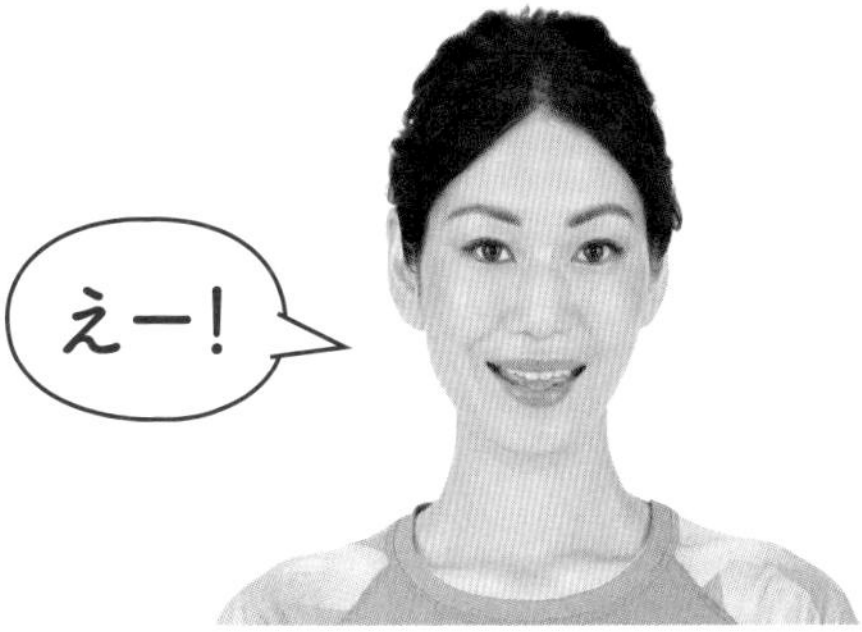

- 「えー！」と声を出しながら口角をめいっぱい上げます。

5 「おー！」と発声しましょう。

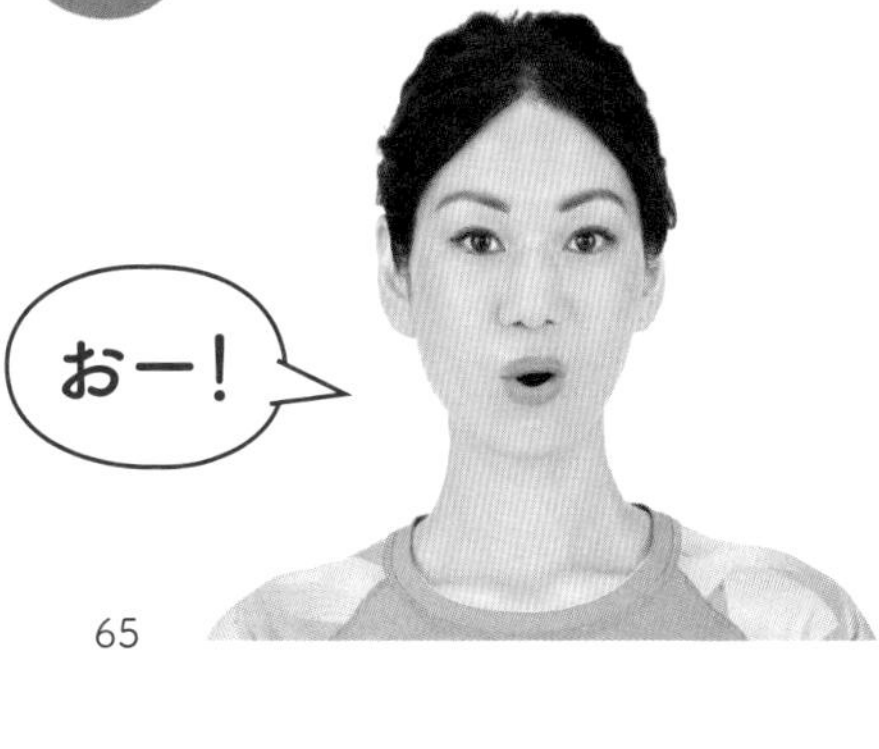

- 「おー！」と声を出しながら口を縦に開きます。

顔ツボ

顔ツボは、肌の細胞や筋肉を刺激し、顔のコリやむくみ、たるみを解消します。リンパ節のリフレッシュにも効果的。

1 晴明《せいめい》を指圧しましょう。

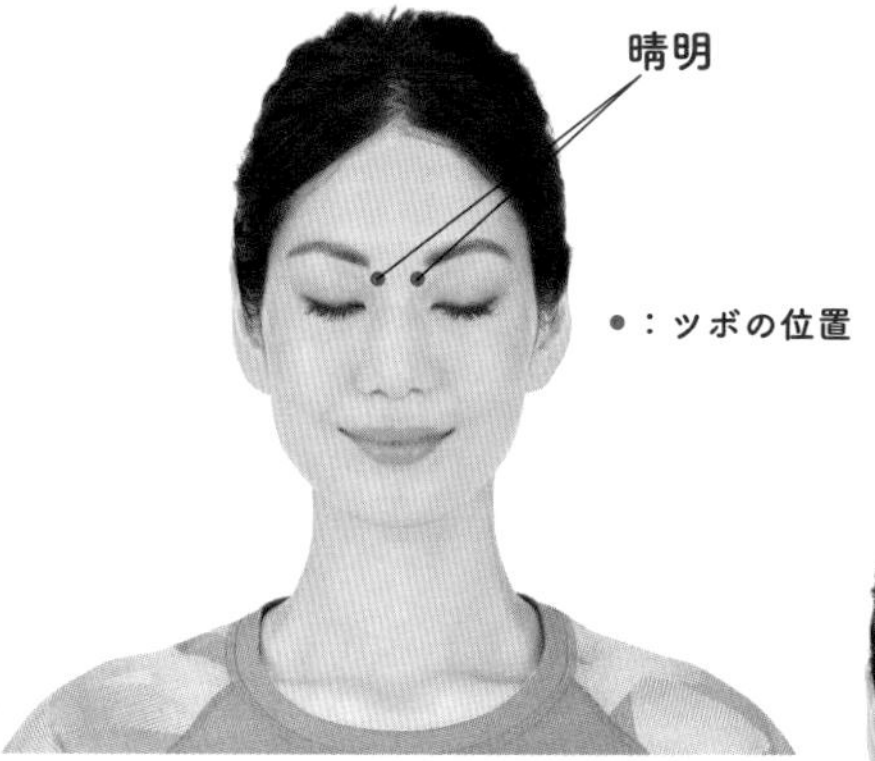

晴明《せいめい》

目頭の内側やや上方のくぼんだ部分

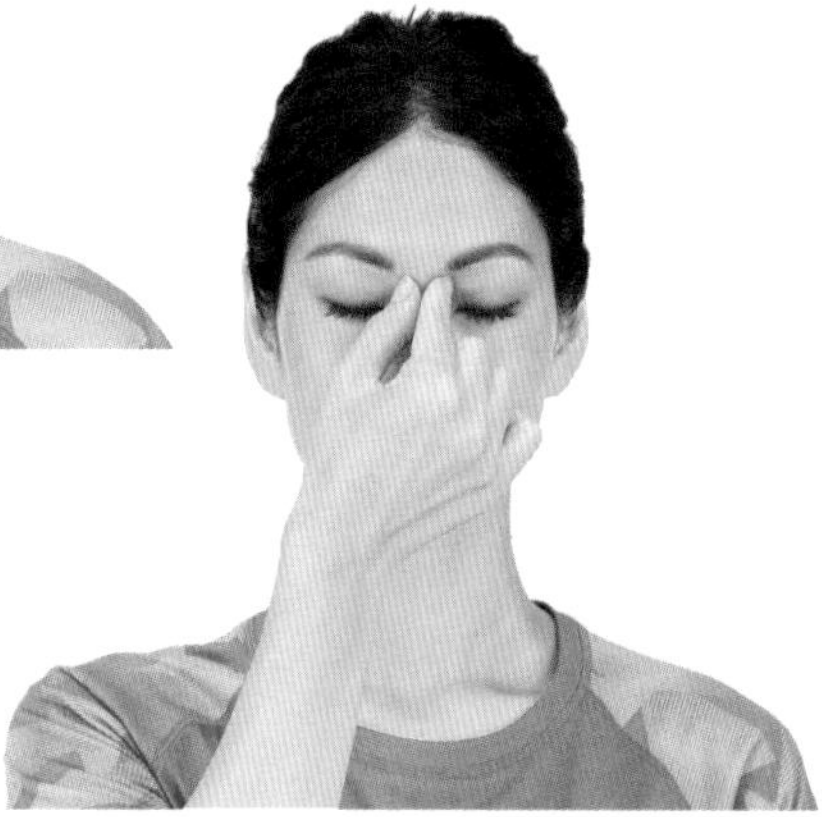

1分

- 目を閉じ、右手の親指と人差し指で、「晴明」をつまむようにします。
- ゆっくり円を描くように押しながら、ギュッと目に力を入れます。
- 眼球を避けながら、やや内側を上向けに押しても効果的です。
- これを1分続けます。

2 風池《ふうち》を指圧しましょう。

1分

風池《ふうち》

うしろ髪の生え際から上1寸（親指の横幅1本分）後頭骨の下、胸鎖乳突筋と僧帽筋の間にある、乳様突起のうしろのくぼんだ部分

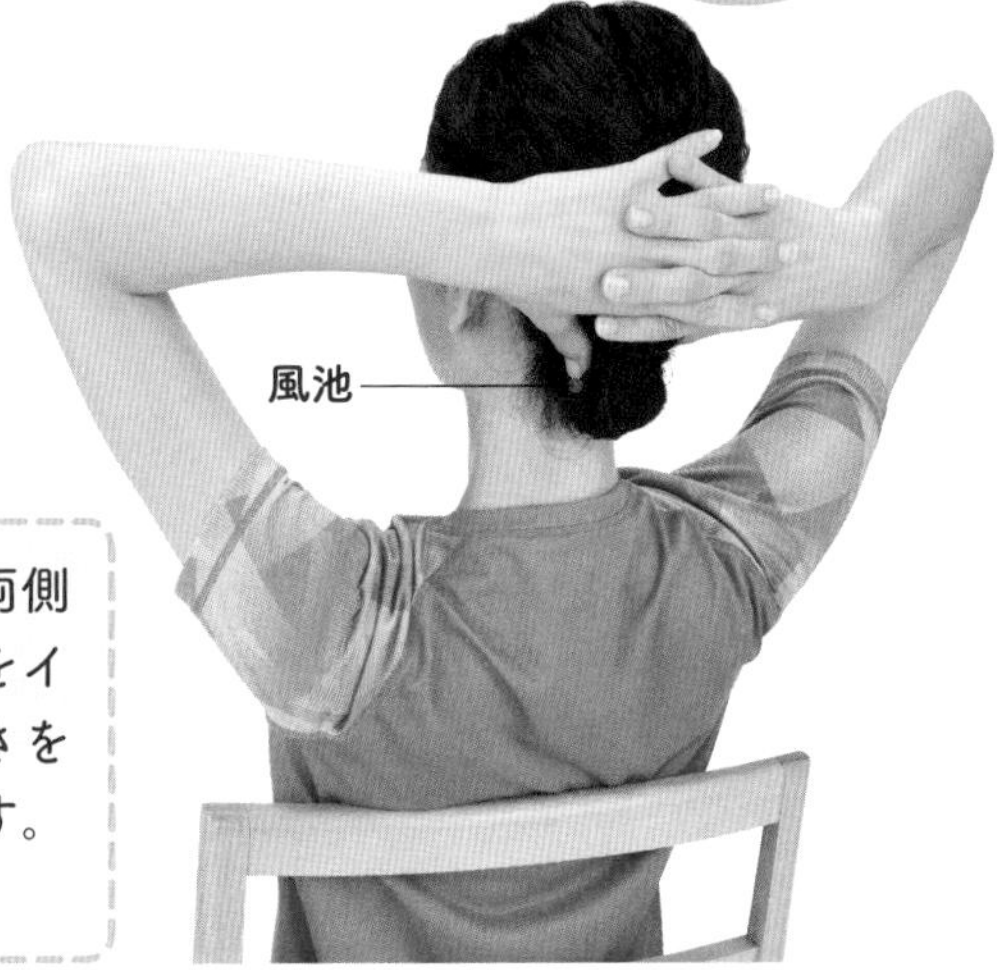

- 両手を組んで、両側の親指を両側の「風池」に当てて、上半身をイスの背もたれへ倒し、頭の重さを使って、親指で風池を押します。
- これを1分続けます。

3 太陽《たいよう》・魚腰《ぎょよう》・攢竹《さんちく》を指圧しましょう。

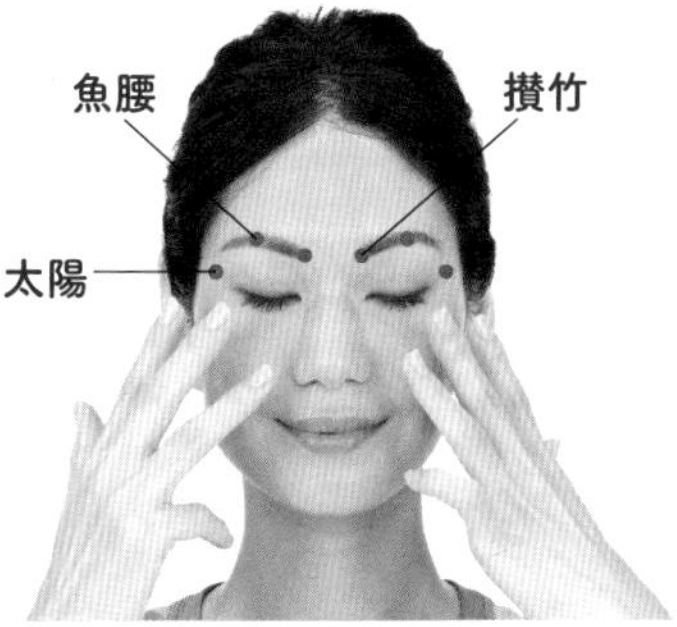

1分

太陽《たいよう》

眉尻と目尻の中間地点から親指の横幅くらい外側のくぼんだ部分

魚腰《ぎょよう》

眉毛の真ん中あたり

攢竹《さんちく》

眉頭のくぼんだ部分

- 両手の人差し指・中指・薬指で3つのツボ「太陽（人差し指）」「魚腰（中指）」「攢竹（薬指）」を同時に押さえます。
- 人差し指をできるだけ垂直方向に押さえるのがポイント。
- これを1分続けます。

耳ひっぱり

耳への刺激は腎臓の働きを活性化し、デトックス（排毒）効果や免疫力を向上させる効果があります。

1 耳たぶを引っ張りましょう。

2〜3秒

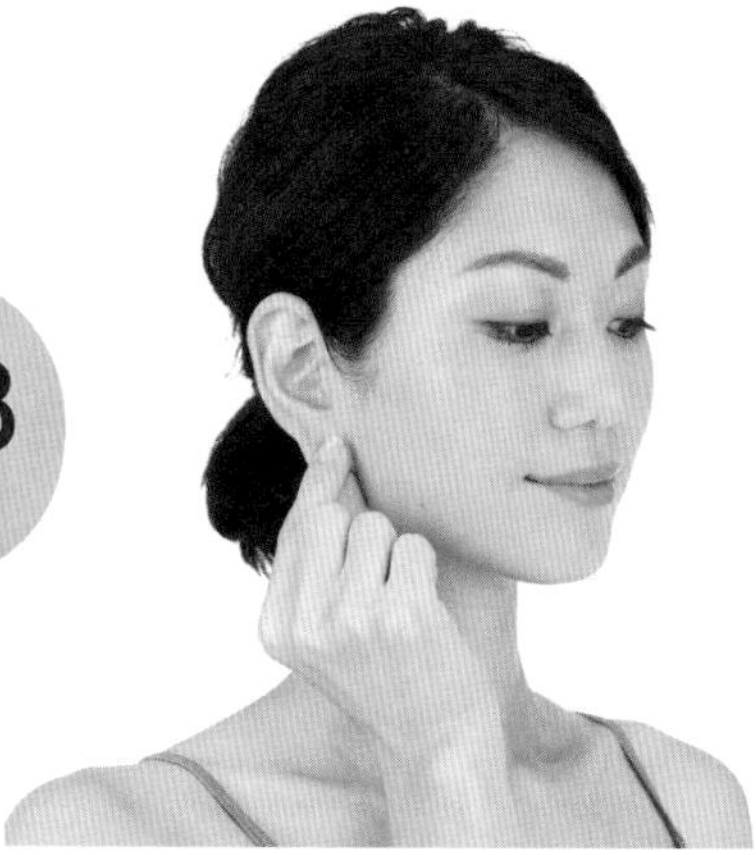

☞人差し指と親指で耳たぶをつまみ、下へ2〜3秒やや強めに引っ張ったら、緩めましょう。
☞反対側も同様に。

2 耳の外側を引っ張りましょう。

2〜3秒

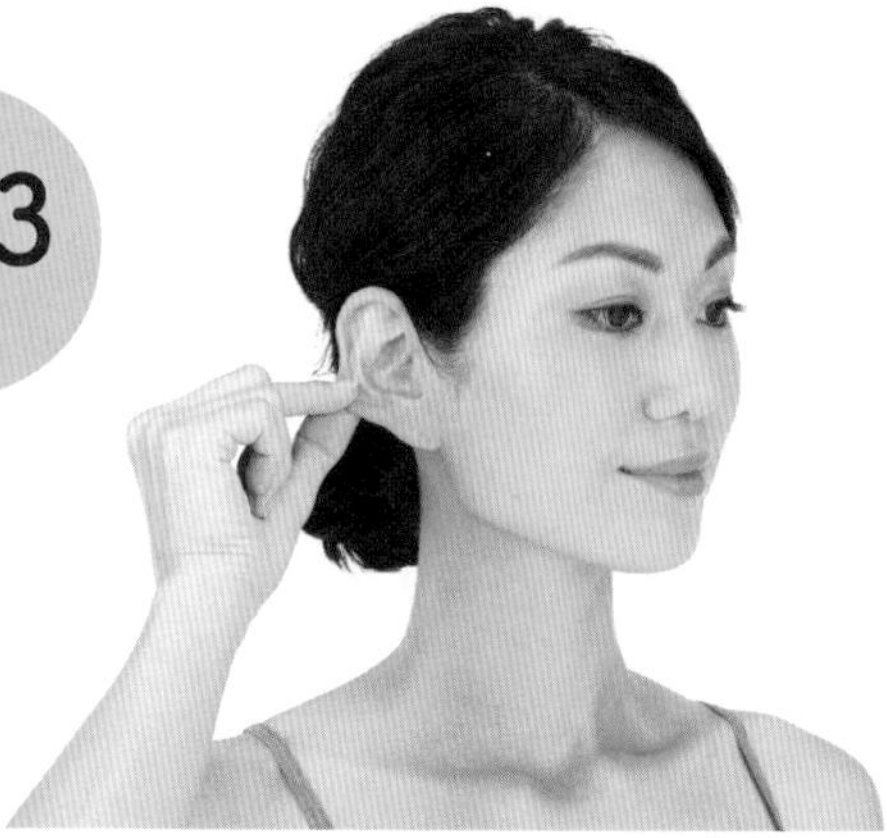

☞人差し指と親指で耳の外側をつまみ、横へ2〜3秒やや強めに引っ張ったら、緩めましょう。
☞反対側も同様に。

3 耳の上側を引っ張りましょう。

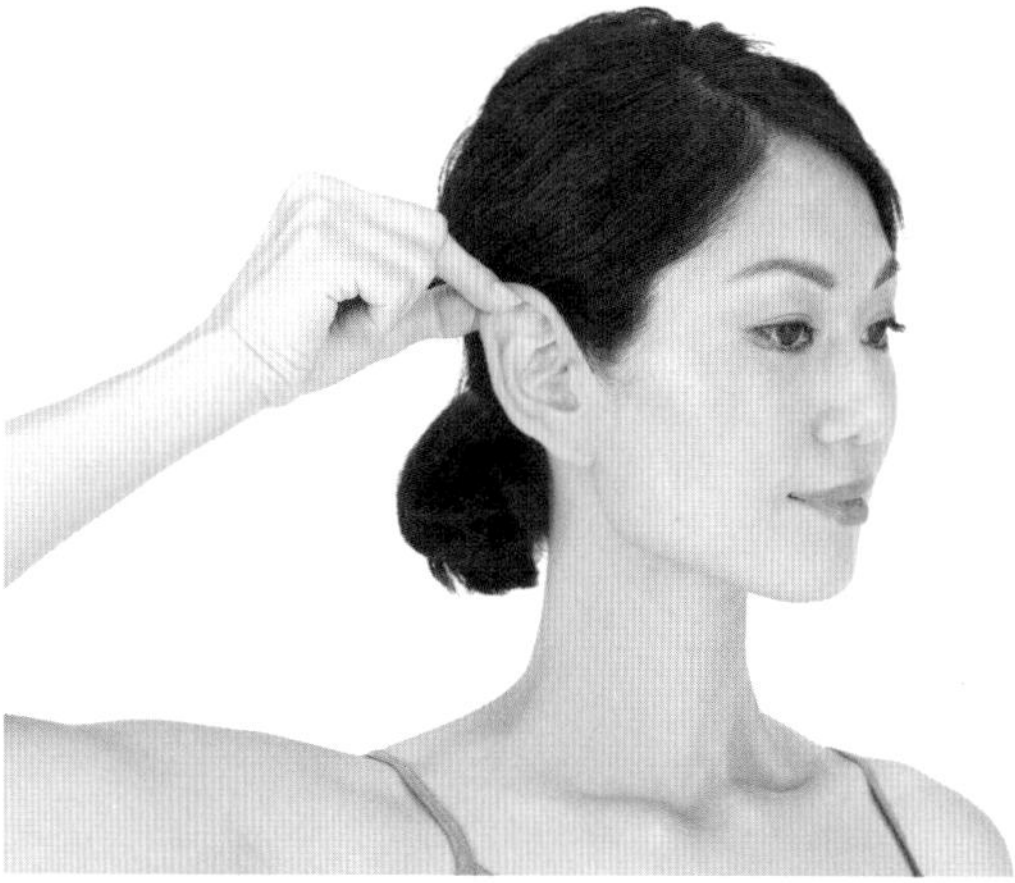

2～3秒

- 人差し指と親指で耳の上側をつまみ、上へ2～3秒やや強めに引っ張ったら、緩めましょう。
- 反対側も同様に。

4 耳を折り曲げましょう。

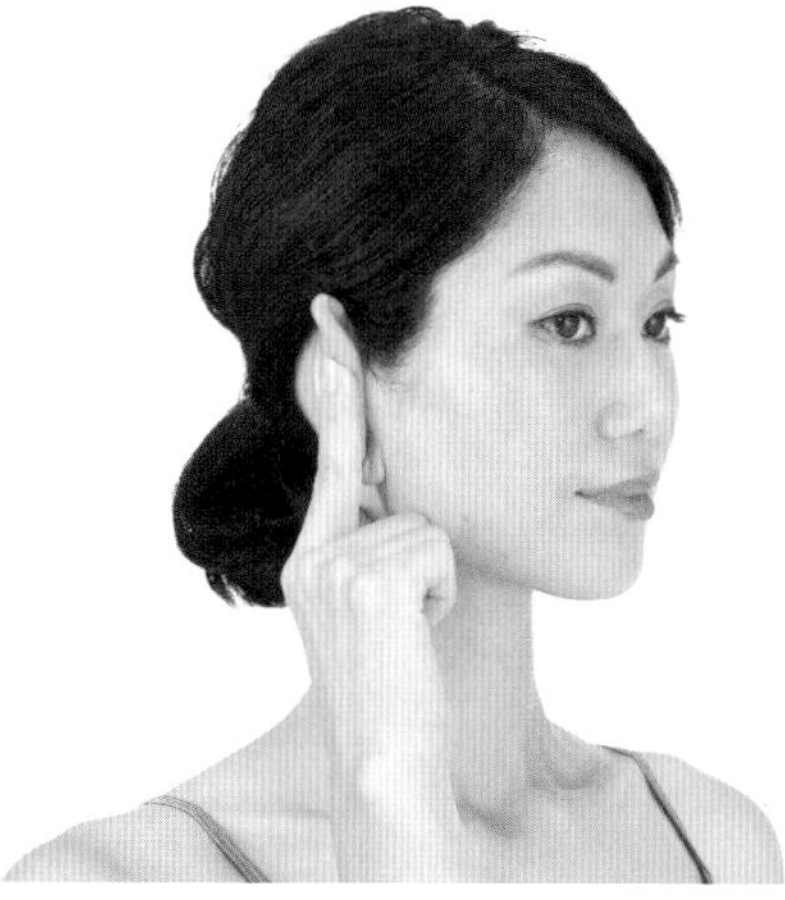

2～3秒

- 人差し指の指先の腹を耳の裏側に当て、前（顔側）に押して耳を2～3秒縦に折り曲げたら、緩めましょう。
- 反対側も同様に。

胸《きよう》鎖《さ》乳《にゆう》突《とつ》筋《きん》ほぐし

太いリンパが走っている胸鎖乳突筋をほぐすことで、首から上の血行を促します。

1 胸鎖乳突筋をほぐしましょう。

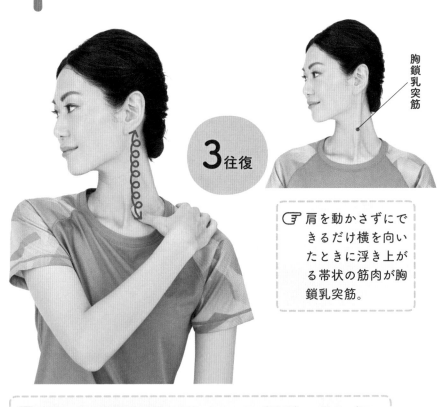

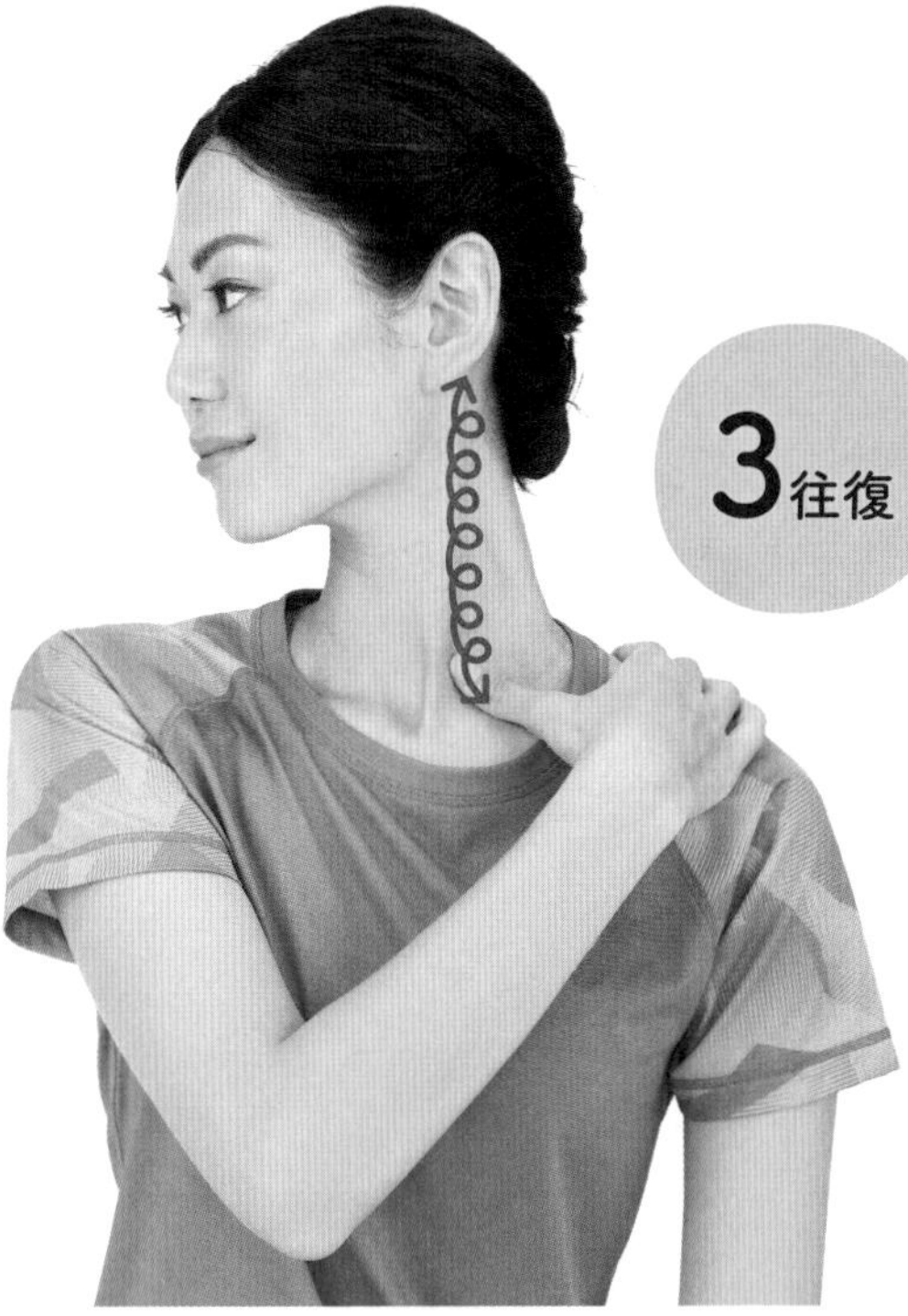

3往復

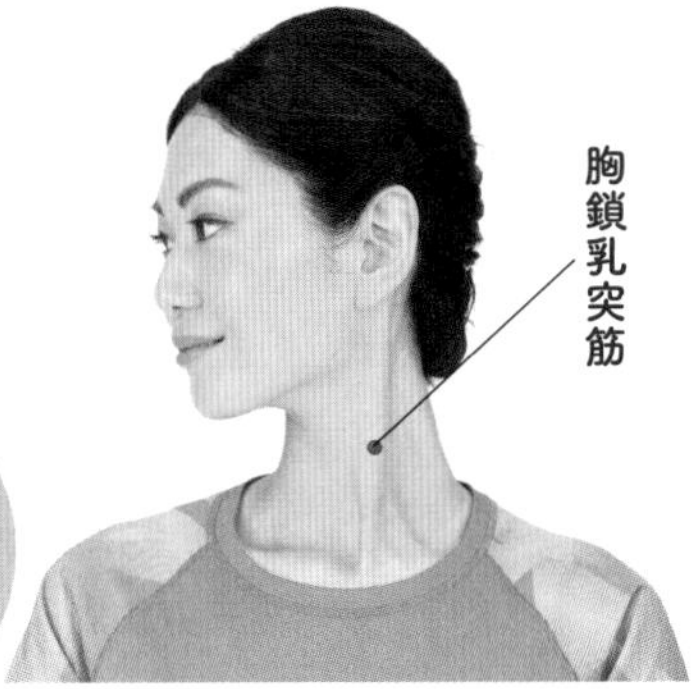

☞ 肩を動かさずにできるだけ横を向いたときに浮き上がる帯状の筋肉が胸鎖乳突筋。

☞ 親指の腹を胸鎖乳突筋に押し当て、下（鎖骨）から上（耳のうしろ）にかけて、小刻みに円を描くようにマッサージします。

☞ 上下に3往復します。

2 反対側もほぐしましょう。

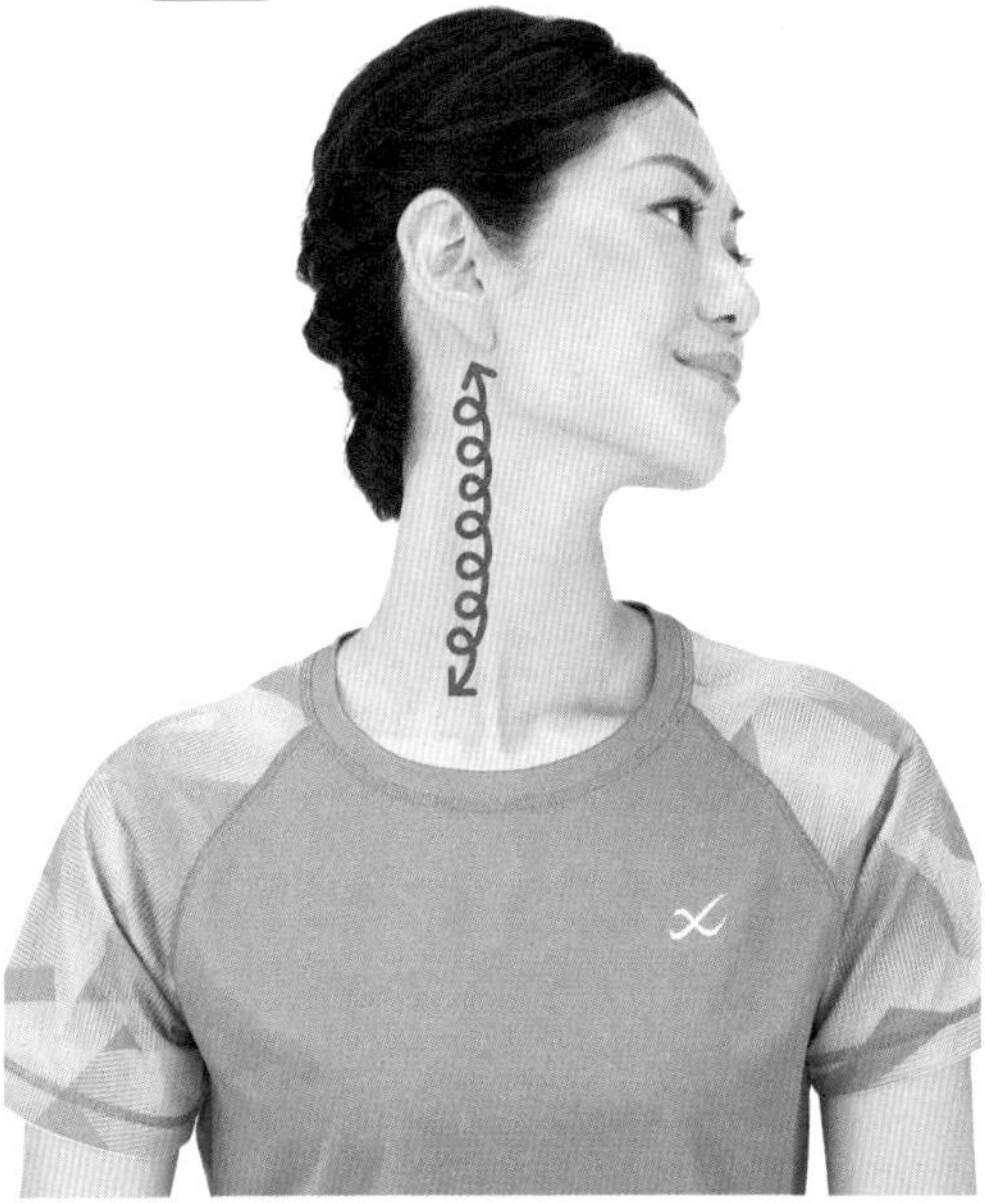

3往復

反対側も同様に、親指の腹を胸鎖乳突筋に押し当て、下（鎖骨）から上（耳のうしろ）にかけて、小刻みに円を描くようにマッサージします。

3 気持ちいいほうをもう一度ほぐしましょう。

3往復

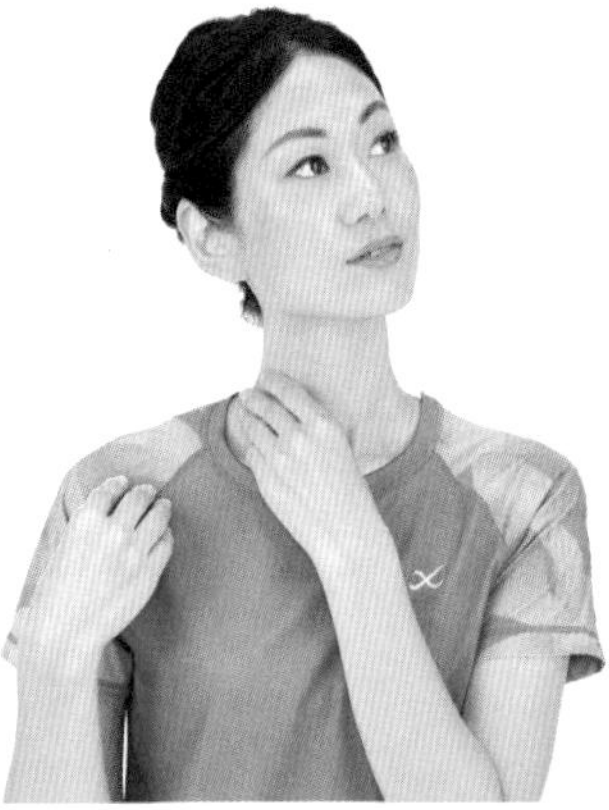

左右をもみほぐして「気持ちいい」と思ったほうを、もう一度マッサージしましょう。

首ストレッチ

硬直しがちな首と肩の緊張をほぐして、頭部の血流とリンパ流を活性化させましょう。

1　イスに浅く座りましょう。

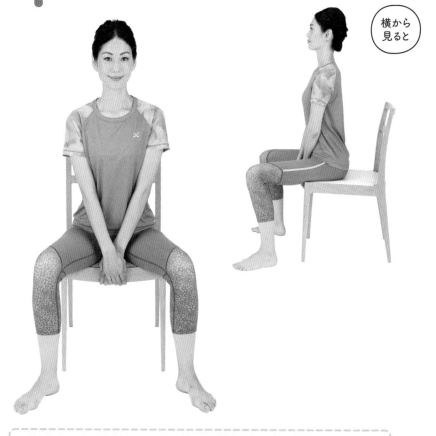

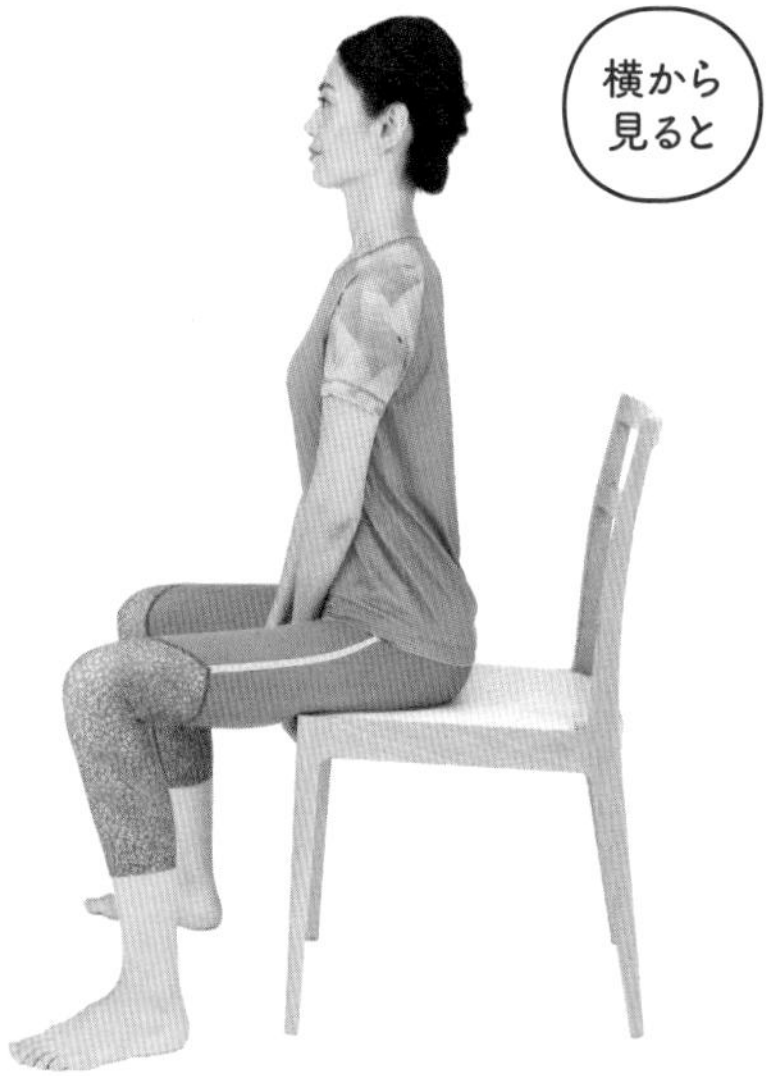

イスに浅く腰かけて股を開き、股の間で手を交差させてイスの座面のふちをしっかり持って固定します。

2 頭を前に、上半身をうしろに倒しましょう。

10秒
維持

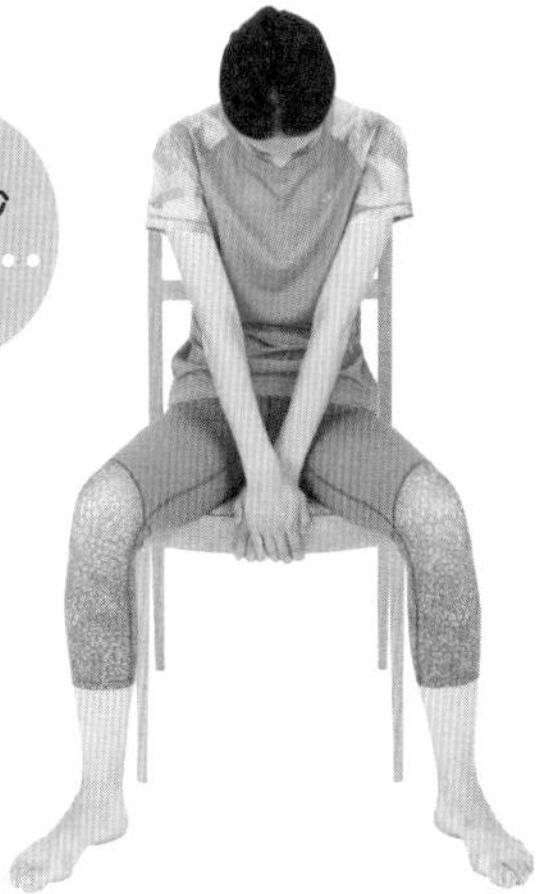

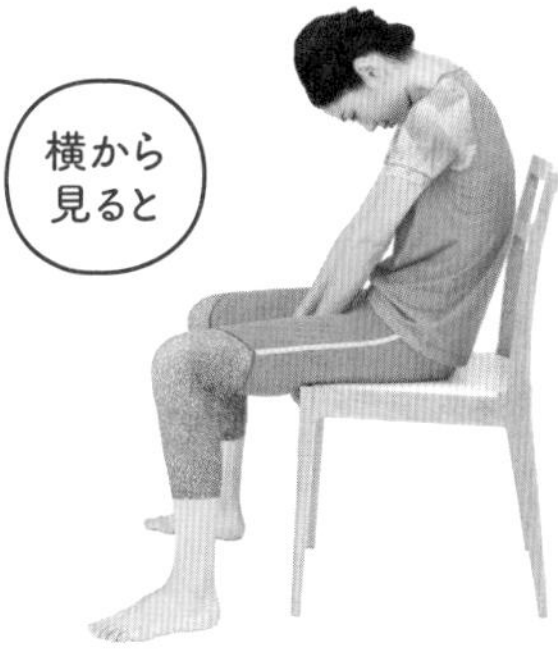

☞ 頭をゆっくりと下げて、上半身を徐々にうしろに倒すように背中を丸め、10秒維持します。

3 顔を左右に向けましょう。

10秒
維持

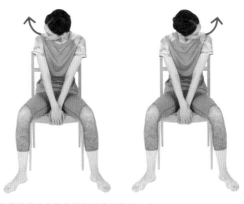

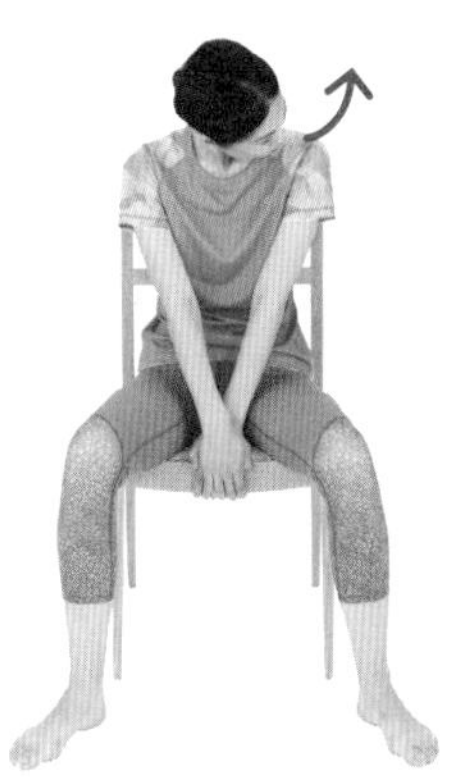

10秒
維持

☞ 2の姿勢のまま顔を横に向けます。
☞ できるところまで動かしたら10秒維持。
☞ 顔の向きを戻して、反対側も同様に。

わき伸ばし

鎖骨・胸・わきをほぐして血流とリンパ流を促進することで、副交感神経が優位になり全身がリラックスします。

1 両手を挙げて伸びをしましょう。

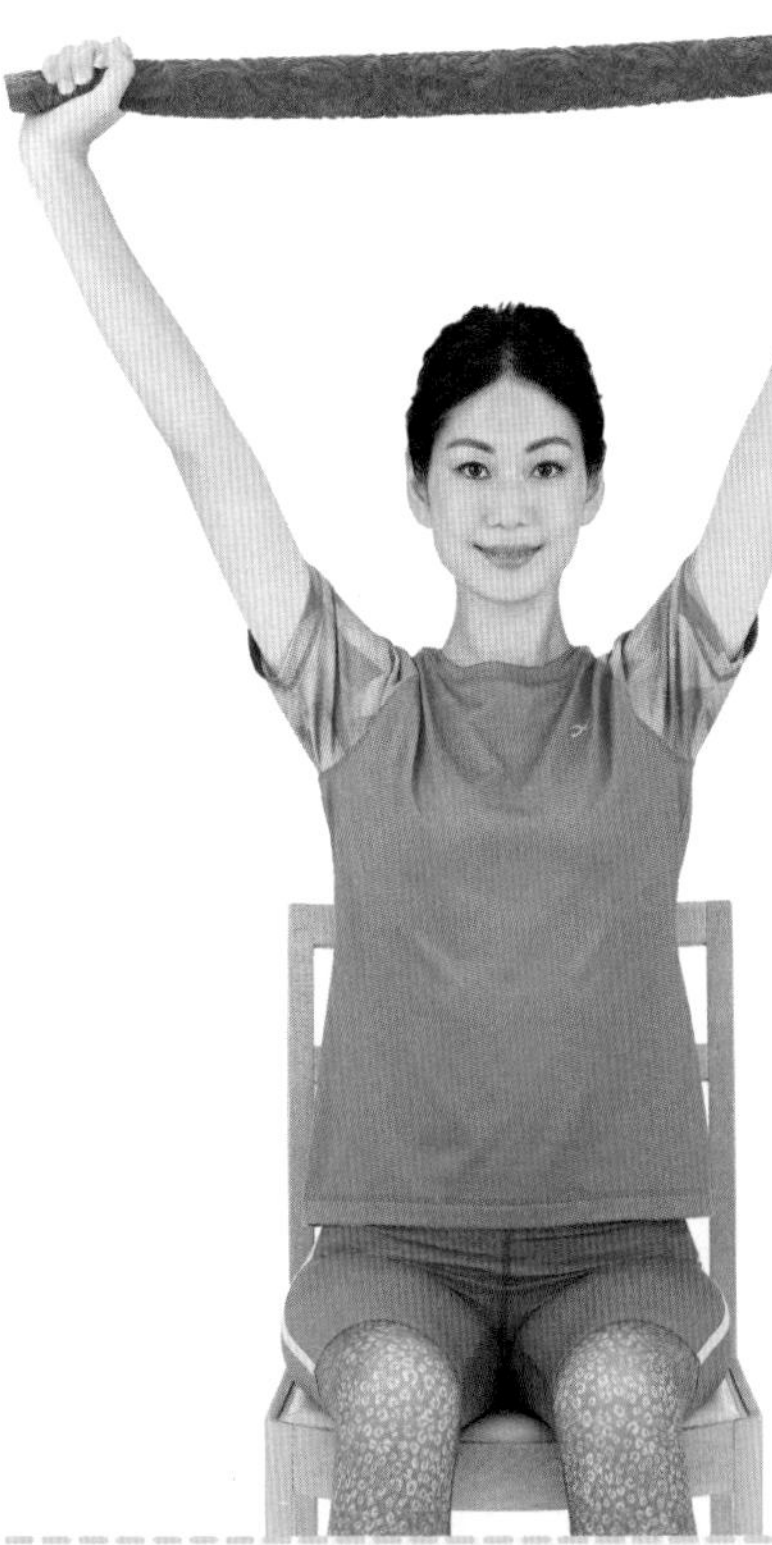

10秒
維持

- イスに座ってハンドタオルの両端を握り、両腕をしっかり伸ばして挙げ、伸びをします。
- その状態を10秒維持します。
- 呼吸は自然に行ないます。

2 上半身を左右に倒しましょう。

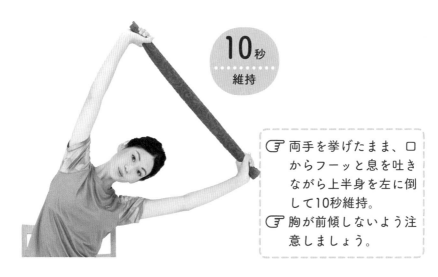

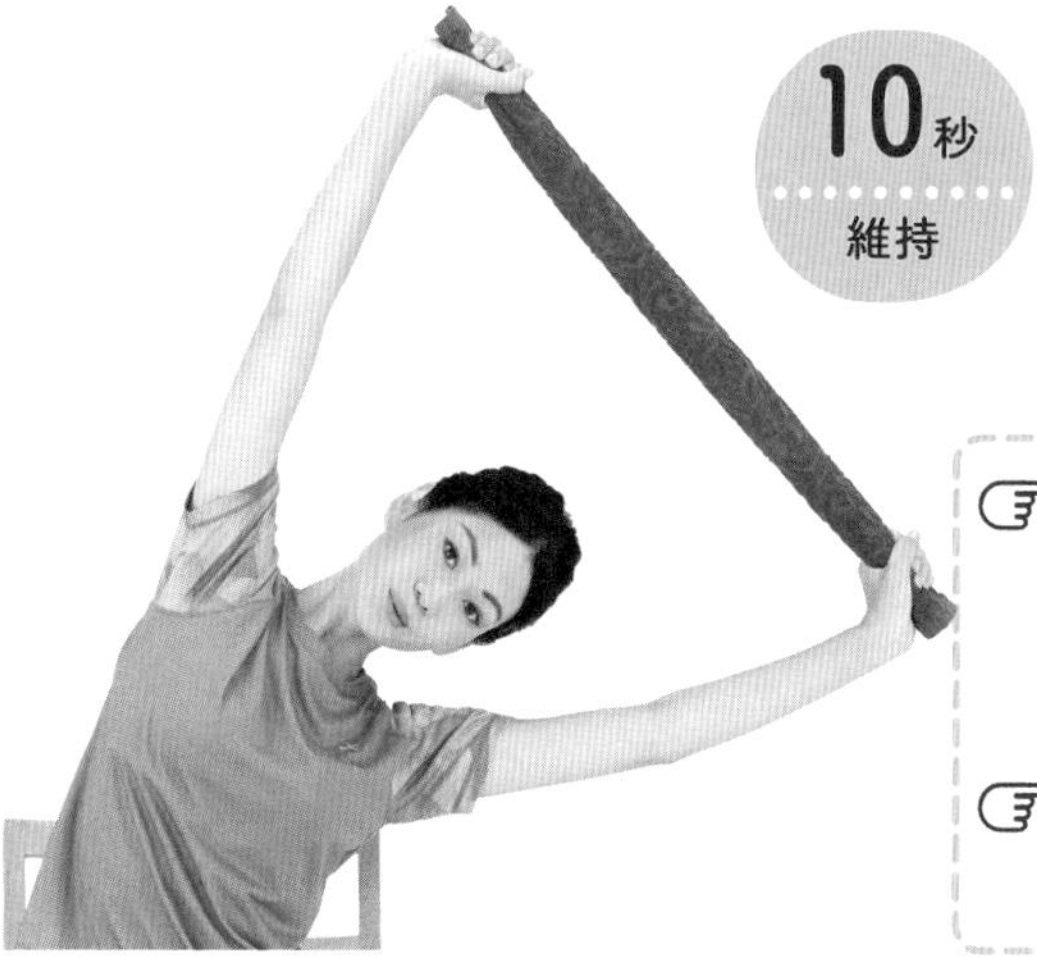

- 両手を挙げたまま、口からフーッと息を吐きながら上半身を左に倒して10秒維持。
- 胸が前傾しないよう注意しましょう。

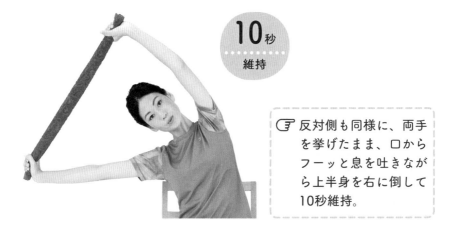

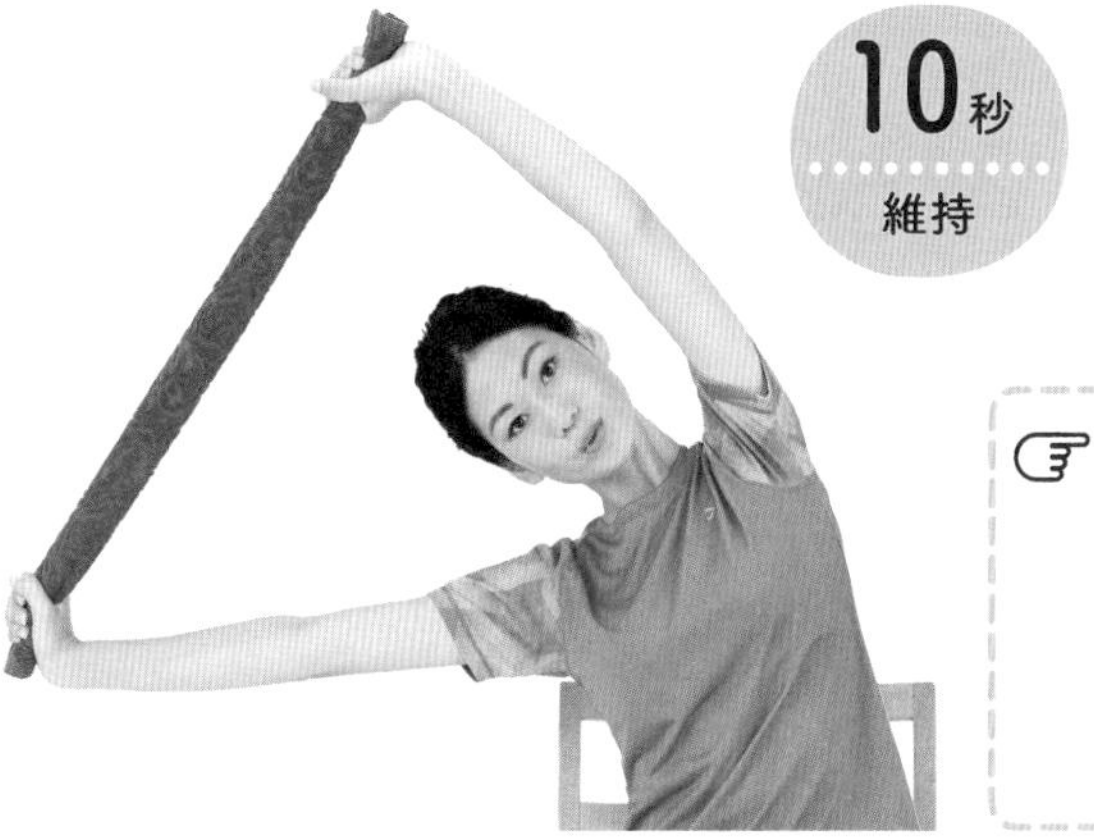

- 反対側も同様に、両手を挙げたまま、口からフーッと息を吐きながら上半身を右に倒して10秒維持。

胸そらし

胸とお腹を大きく反らして開くことで、呼吸筋と横隔膜をリフレッシュしましょう。

1 イスに浅く座りましょう。

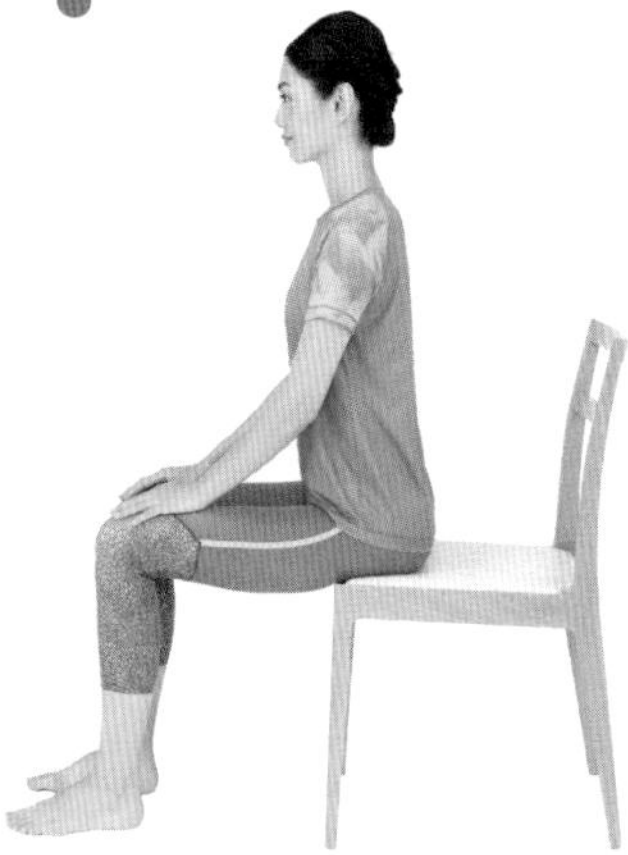

☞ イスに浅く座り、ひざが直角になる位置に足を置きます。
☞ ひざは腰幅に開いて、両手は太ももの上へ。

2 座面のふちをつかみましょう。

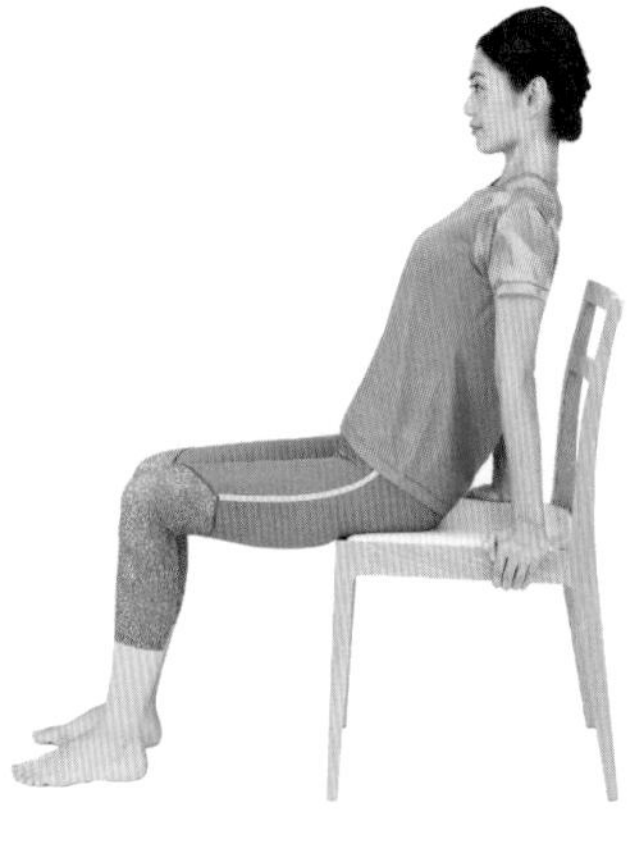

☞ イスの座面のふちをつかんだら、上体をゆっくりとうしろに倒します。

3 首と上体を反らせましょう。

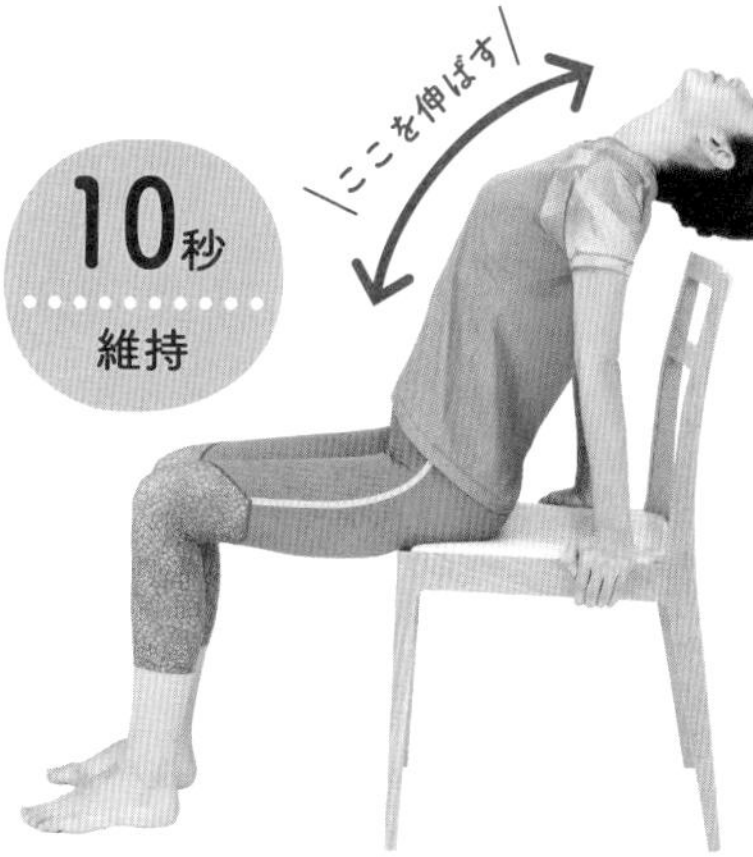

3回
繰り返す

☞ 口から息を吐きながら、首をうしろに反らせて胸とおなかを伸ばしたら、自然呼吸で10秒維持。

☞ 1～3を3回繰り返します。

4 イスの背をつかむだけでも大丈夫です。

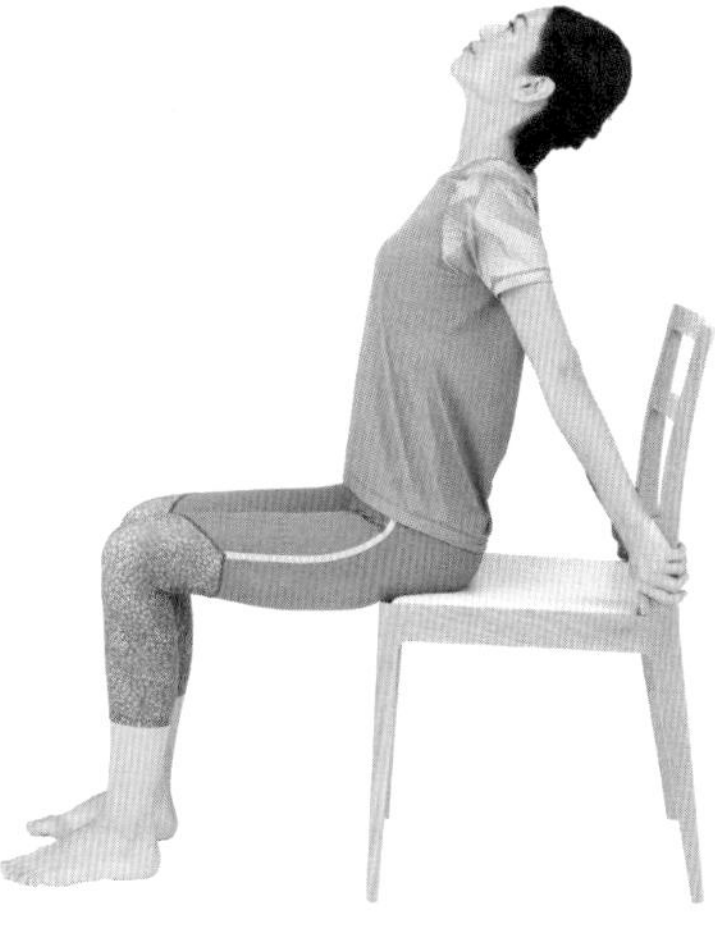

☞ 上体を倒して首を反るのがつらい場合は、手でイスの背をつかんで、あごを軽く上げるだけでも大丈夫です。

かんたん前屈

イスに座った状態からの前屈で頭を下げ、頭部の血流にメリハリをつけましょう。

1 イスに浅く座って頭を下げましょう。

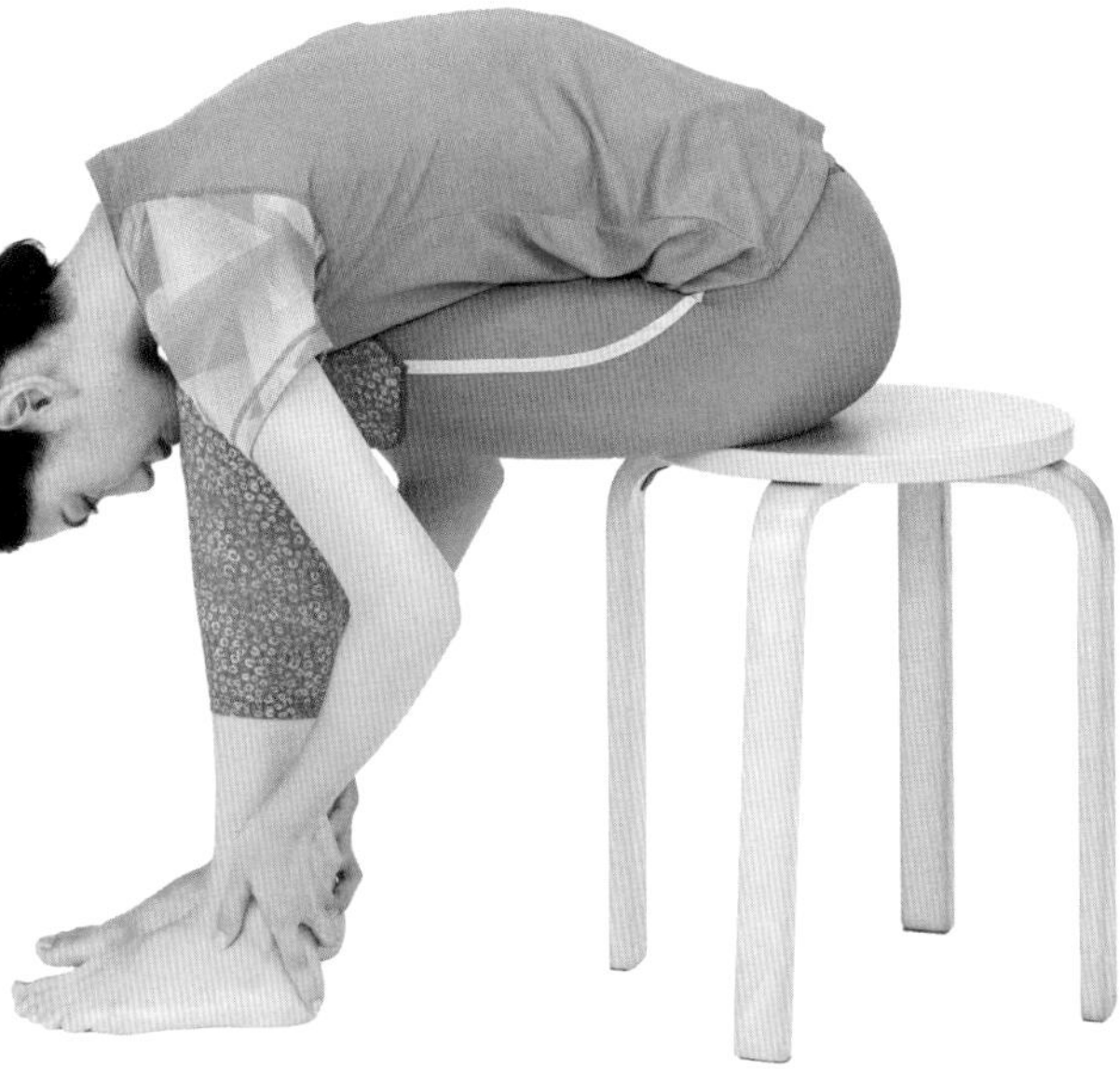

☞イスに浅く腰かけて上体を前に曲げ、胸をできるだけ太ももにつけ、両手で両足首のあたりを持ちます。

2 ひざを伸ばしましょう。

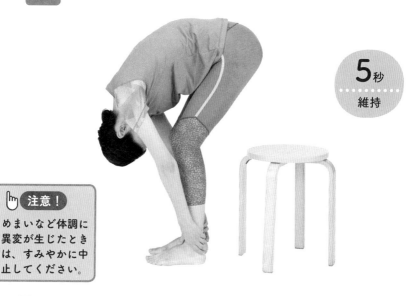

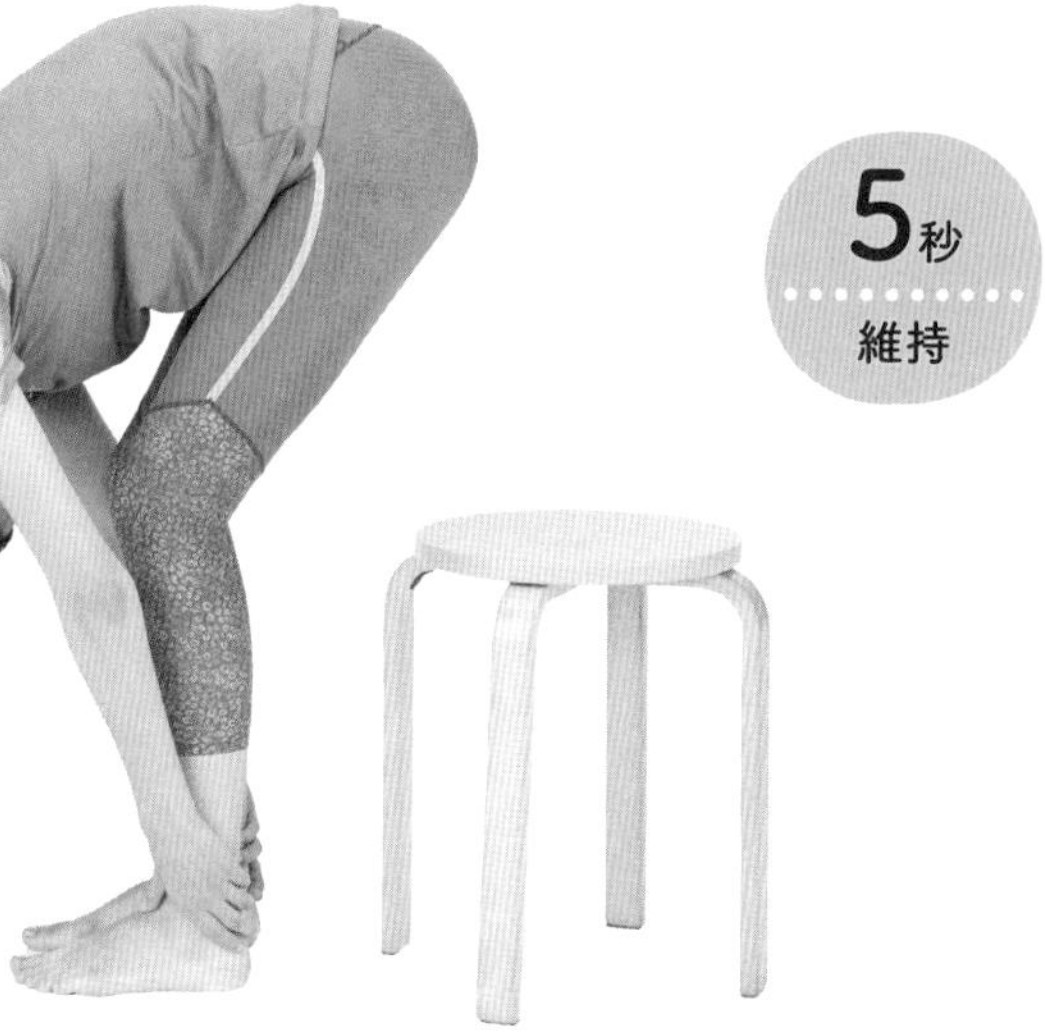

注意！
めまいなど体調に異変が生じたときは、すみやかに中止してください。

☞ 頭を下げたままお尻を持ち上げ、5秒維持します。

3 手はひざでも大丈夫です。

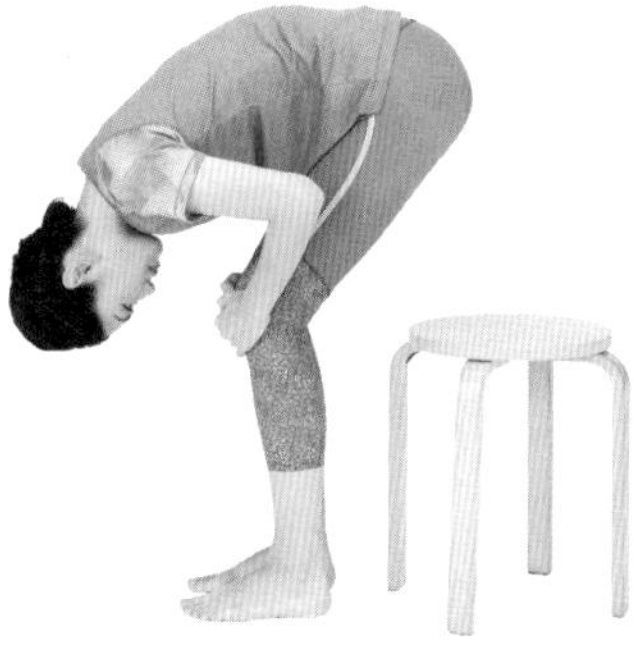

☞ 足首のあたりを持つのがつらいときは、手をひざに置いて前屈しても大丈夫です。

私たちが直面する5つの課題を改善しましょう

このパートの最後に、まぶたと体を元気にする生活習慣を紹介するPART3への導入の意味合いも込めて、私たち現代人が直面している5つの課題についてお話しします。

5つの課題

①アレルギー体質
②浅い呼吸
③運動不足
④視野の狭窄《きょうさく》
⑤思考の狭窄・脳機能の低下

5つの課題① アレルギー体質

近年、アレルギー体質の方が激増しています。私は、眼瞼下垂のもっとも大きな原因のひとつとして、アレルギー体質に注目しています。

他の人は大丈夫であるような「外的要因による刺激」も、アレルギー症状が慢性的に起こっている人は、それに耐えられません。たとえばコンタクトレンズを同じ時間装用したとしても、アレルギー性結膜炎を起こしている人はその負担がより大きく、ドライアイを起こしやすいので、眼瞼下垂の症状も比較的早く生じることでしょう。

特に昨今は未成年者の眼瞼下垂が増加していると先に述べましたが、慢性的なアレルギー性炎症でまぶたが腫れたりむくんだりしているため、薄く繊細な上眼瞼挙筋が傷害され、眼瞼下垂を引き起こしていると考えられます。

アレルギーとは、体の防衛部隊である免疫が、何らかの原因で自分の体を守らずに、自分自身を壊すよう攻撃を始める状態。「免疫が勘違いを起こしている」と言えます（25ページ参照）。アレルギー体質になると、防衛部隊である免疫が正常に機能せず、さまざまな病気の原因を防ぐことができなくなり、発症してしまいます。

では、どうして免疫が勘違いをしてしまうのでしょうか？　その原因は、次の3つに分類できると考えています。

3つの原因

①体に「間違ったもの」を入れる（水や食べ物の汚染）
②体を「間違ったもの」にさらす（化学物質や電磁波など）
③体を「間違った状態」に放置する（睡眠不足や骨格のゆがみなど）

近視やアレルギー性結膜炎、白内障（アトピー性白内障）、そして眼瞼下垂などの目のトラブルも、アレルギー体質の影響が大きいと考えています。目は体の一部であり、目を循環する血液は心臓や肺から送られているものの一部です。眼科の症状であっても、全身の問題であることが多いのです。

アレルギーは生活習慣病と考えていただくと、薬による対症療法ばかりではなく、体質改善や免疫力向上などの根本的な対策がとても大事であることが理解していただけると思います。

5つの課題② 浅い呼吸

現代人の呼吸は総じて浅くなっており、酸素を充分に取り込み、二酸化炭素をしっかり排出することができていません。

「呼吸を調節することで、心身も調節できる」と覚えておいてください。50・51ページの呼吸法を心がけるとともに、自分に合った別の呼吸法も見つけてみましょう。

そして、日常の生活動作の際は、「鼻呼吸」を心がけてください。口呼吸にはさまざまな弊害が指摘されており、疾病の発症リスクも高まります。

私たちが生きていくうえで欠かせない呼吸ですが、その「質」が健康を左右します（107ページ参照）。

5つの課題③ 運動不足

従来のように屋外で運動する以外にも、近頃はスポーツジムがあちらこちらに開設されて、「運動をする環境」は以前より整っていると思います。

しかし、そうした環境を利用できるのはあくまでも一部の人であって、その他の大多数の方々は、おしなべて運動不足に陥っています。特に若年からの柔軟性の欠如、身体の硬さには驚かされます。本書で紹介しているストレッチなどを、運動不足の解消にも役立ててください。

5つの課題④　視野の狭窄《きょうさく》

これには、日本の狭小な住宅事情が大きく影響しています。また、日中も屋内に居ることが多く、遠くを見晴《みは》るかす経験が減っています。せっかく屋外に出ても、遠くを見るより手元のスマートフォンを見ることに忙しく、現代人の視野はとても狭まっているのです。視野が狭まると目を動かすことも少なくなり、さまざまな目のトラブルにつながってしまいます。

5つの課題⑤　思考の狭窄《きょうさく》・脳機能の低下

視野の狭窄《きょうさく》は、思考の狭窄と脳機能の低下も引き起こすと考えています。子どもに限らず成人においても集中力の低下や持続力の欠如などが深刻化しており、由々《ゆゆ》しき事態だと思います。こうした課題を少しずつ解決していけるよう貢献していくことも、私たちの使命のひとつであると考えています。

PART 3

まぶたと体を元気にする毎日の習慣

生活習慣を見直して体質を改善しましょう

アレルギー体質の改善が急務です

生活習慣の見直しによる、特に「アレルギー体質」の改善で、眼瞼下垂《がんけんかすい》の進行緩和や予防・改善ができると考えられます。眼瞼下垂の原因のひとつにアレルギー体質があることは、先に述べた通りです。アレルギー症状があるというのは、体を守る「免疫力」に問題が生じているということです。アレルギーは、どのような種類であっても、薬だけで簡単に治るものではありません。

アレルギーとは「血液で生じている炎症」と言い換えることもできます。アレルギーは目や鼻などの局所症状だけではなく、実は全身に症状が出ています。全身症状ですから、重篤な病気を引き起こす原因になることも、決して珍しくありません。

本パートでは、食事習慣の見直しを中心に、今日からできる体質改善について、詳しく見ていきます。

あなたの血液、錆びていませんか？

「血液の酸化」がアレルギー反応を招きます

アレルギーとは、血液で生じている炎症であると先に述べましたが、それはつまり、「血液の酸化」のことを言います。心臓から送り出された血液は全身の細胞に行き渡り、新陳代謝を行ないますが、血液が活性酸素で錆《さ》びついていると血行が悪くなり、健康な状態を保つことが難しくなります。

錆びた血液は血管も酸化させるため、血管年齢の悪化につながります。血液がきれいだと、血管もきれいに保つことができます。

血液と血管の酸化を放置しておくと、中性脂肪やコレステロールなどの脂質が血管壁を傷害し、プラークと呼ばれる瘤《こぶ》が生じて血管を塞いでしまう（血栓《けつせん》）、いわゆる「動脈硬化」を招いてしまいます。動脈硬化は重篤な心疾患や脳血管疾患の最大のリスク因子ですから、アレルギー体質が命を脅かすと言っても過言ではないのです。

食生活の乱れや偏りが錆びを招く?!

人体の血管をすべてつなぎ合わせると、約10万キロメートルになると言われています。それは、地球の外周2周半分の長さに相当します。これだけ長い血管で大切になってくる要素は、「弾力」です。つまり、血管がしなやかな状態であれば、酸素や栄養素の伝搬も老廃物の排出も、スムーズに行なうことができるというわけです。

近年、私たちの血液で問題になっているのは、活性酸素の増加です。この活性酸素こそ、血液の錆びの元凶なのです。

では、血液の錆びを落とす方法はあるのでしょうか?

血液の錆びを落とすには活性酸素対策、つまり抗酸化が大切です。活性酸素が増え血液が錆びた状態は、食生活の乱れや偏りから起こることが多いものです。すなわち、私たちが日々飲食したものが血液や血管の酸化を左右しており、その結果として、多くの病気を引き起こしている可能性も高くなっているのです。

アレルギー体質の改善は「水」「食事」「腸」「生活習慣」の4つが柱になると私は考えています。以下に、その具体的な方法を紹介していきます。

改善ポイント 水 「蒸留水」は理想の水です

私たち人間の体の約60～70％は水分が占めていることは、みなさんもご存じの通りです。水は私たちの体に大きく影響する、なくてはならないものであることを、ここで改めて認識してください。

私たちは通常、水道水を使います。水道水は汚れや細菌、ウイルスなどを濾過《ろか》し、塩素で殺菌して健康を損なわないよう処理してあります。逆に言うと、水道水には塩素が多く含まれていますが、殺菌はできても、放射性物質やダイオキシン、トリハロメタン、環境ホルモンなどの有害物質を取り除くことはできていないと考えられます。つまり水道水には、まだまだ危険が潜んでいるのです。水道水に含まれるこれらの物質や重金属類が、知らず知らずのうちに蓄積され、体内を蝕《むしば》みます。

毎日の飲料水として、私は「蒸留水」の常飲を推奨しています。蒸留水とは、水道水を沸騰させ、その蒸気を冷却して液体に戻した水のことで、不純物を含んでいないため、体を汚さない理想的なきれいな水と言えます。

「きれいな水」と言うと、「浄水器」を思い浮かべる方が多いと思います。たしかに浄水器に通すだけでも、その前後で10％程度の混濁物の減少が認められる場合もあります。

しかし、どうせ導入するなら「蒸留水器」のほうがよいと思います。近年は、さまざまな蒸留水器が市販されていますので、興味がある方は一度検討してみてください。不純物の少ない蒸留水を常飲することで、血液の酸化をよりいっそう防ぐことができます。

改善ポイント 食事 できるだけ無農薬野菜を選びましょう

野菜類には「ファイトケミカル」と呼ばれる栄養素が多く含まれています。ファイトケミカルとは、体の活性酸素を除去して免疫力を高めてくれる物質です。アンチエイジングやダイエット、健康増進に効果があると言われています。

ファイトケミカルは、植物を食べることによってしか体内に摂り入れることができません。ファイトケミカルは、野菜や果物の皮や芯、種の部分に多く含まれていますから、丸ごと食べるのが理想的です。

丸ごと食べる一方で、生産時の農薬使用がやはり心配です。多くの野菜や果物には、農薬のほかにさまざまな添加物も使われています。もちろん、これらはすぐに健康に悪影響を及ぼすものではありません。

とはいえ、それらを体内に摂り込んで、悪いことこそあれ、良いことは何もないと思いますので、できるだけ無農薬野菜を選びましょう。それが難しいときは、農薬をできるだけ落としてから食べるのが理想です。「野菜洗浄剤」というものが市販されていますので、それらを利用してみるとよいでしょう。

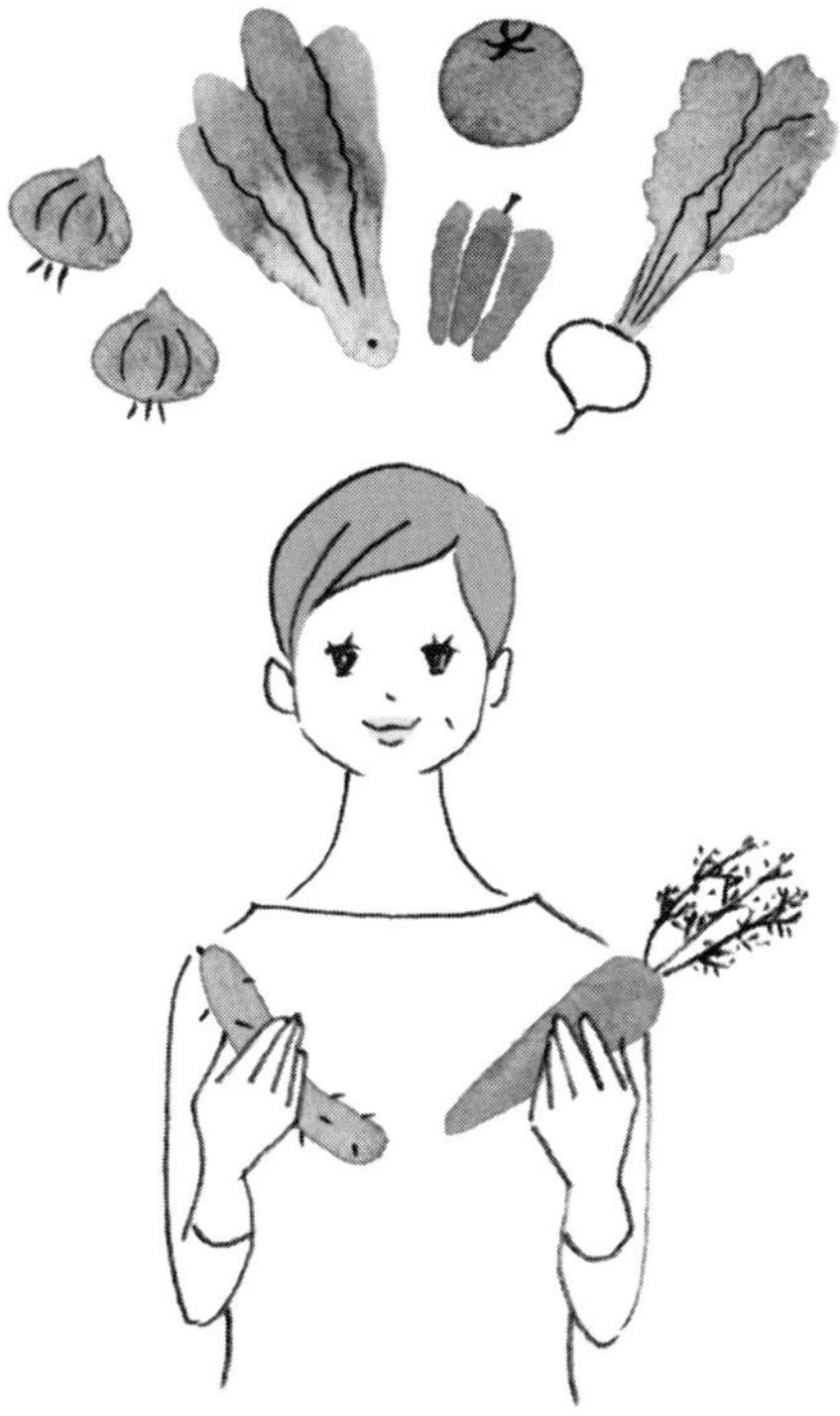

無農薬野菜を選びましょう

改善ポイント 食事 「良い野菜」を積極的に摂りましょう

無農薬であったり、洗浄したものであったりすれば野菜はなんでもいい、というわけではありません。その前提として、土壌環境の良いところで育てられた野菜であることが大切です。

生産土壌に肥料を使うと、どうしても害虫や雑草が増えるので、殺虫剤や除草剤を使わざるをえなくなります。肥料が増えれば、殺虫剤や除草剤も増えるという悪循環に陥り、土の中の微生物が多様性を失います。つまり、土壌環境が悪化するということです。土壌環境が悪化すると、ファイトケミカルの含有量が減って作物の栄養価が低下します。土壌環境の良いところで収穫された無農薬野菜や有機野菜を食べるよう心がけてください。

改善ポイント 食事 加工食品の成分表示をしっかり確認しましょう

食生活の改善でいちばん気をつけたいのは、「体に有害なものを入れないこと」です。有害物質を排除することで、免疫力をさらに向上させることができます。

現代の食環境で有害なものとは、残留農薬や食品添加物などです。特に市販の加工食品のほとんどには、多かれ少なかれ食品添加物が使用されています。

食品表示法の制定で、栄養成分表示が原則として義務化されていますので、加工食品を購入する際は表示を確認するクセをつけて、しっかりチェックしましょう。食品添加物が少ないもののほうが、より安心です。

改善ポイント 食事 「小食」のススメ

多くの方の食事は「1日3回」だと思います。3回の食事で栄養バランスの整った食事を摂るのがよいことだというふうに習慣化しています。しかし、ここに現代の栄養学の問題のひとつが潜んでいると思います。

「食べることこそ病気のもと」。こう言うと驚かれるかもしれませんが、病気は薬で治るのではなく、「食べないこと」で治る——私はそう考えています。

1日3食の習慣は、医学的見地からしても、実は体に大きな負担となっています。たとえば、食後は眠くなりませんか？　理由は簡単。消化には体力をたくさん使うからです。食後は血流が消化器官に集中し、脳への血流が比較的減少します。1日3食ですと、この状態がずっと続くことになるわけです。そしてこれが、免疫力を低下させる要因のひとつとなっているのです。

断食まではいかずとも、たまに1食抜いてみたり、炭水化物を抑えた食事を摂ったりすると、エネルギー源となる糖分は減りますが、その代わりに体内脂質の利用が進み、「ケトン体」と呼ばれる物質が血液中に増えます。中でも、脂肪燃焼で産生《さんせい》される「β《ベータ》ヒドロキシ酪酸《らくさん》」が血液中で増えると、免疫力の活性化に役立つと言われています。

また、空腹状態が過体重の改善はもちろん、糖尿病や冠動脈疾患の発生を抑えるという報告もあります。

いきなり「不食」や「断食」、また「1日1食」などを実践することは難しいと思いますが、小食や空腹の機会を意識してつくったり、30回以上よく噛んでゆっくり食べたりすることなどから、「食べすぎ」の食習慣を一度見直してみましょう。

改善ポイント 食事 イワシやシラスなどの小魚を選びましょう

昨今は日本人の食事で魚介類が敬遠される傾向にあることから、「DHA（ドコサヘキサエン酸）」や「EPA（エイコサペンタエン酸）」の摂取不足が指摘されていいます。ＤＨＡやＥＰＡは体内で合成できず、食物から摂取する必要がある「必須脂肪酸」のひとつで、生活習慣病の予防・改善が期待できると言われています。

魚介類はできるだけ摂取したいのですが、海洋汚染の影響が気になります。たとえば水銀が体内に蓄積されると、簡単には排出できないため、水銀含有量の高い魚介類を多量に食べることは避け、水銀摂取量を減らしつつ、魚介類の恩恵に浴していくことが望まれます。特に日本人は、マグロなどの生食を好むせいか、欧米人に比べて水銀蓄積量が2〜6倍も高いと言われています。

対策としては、なるべく小さな魚を食べましょう。大きな魚よりも小さな魚のほうが、水銀含有量が少ないからです。

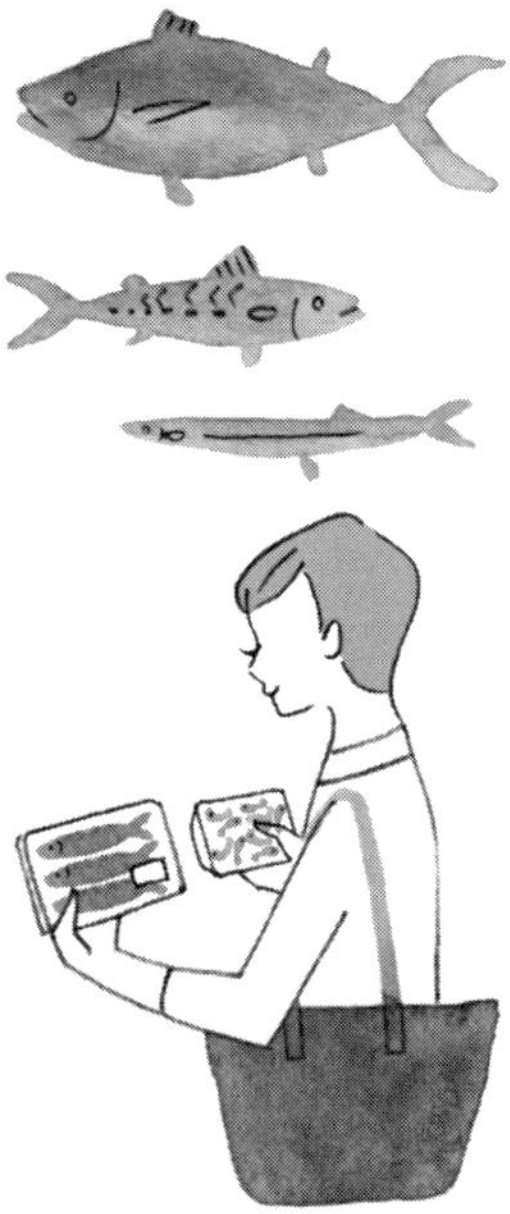
小魚がおすすめ

改善ポイント　食事　サプリメントを上手に利用しましょう

「アンチエイジング」と聞くと、「美容」や「若返り」を連想される方が多いと思いますが、アンチエイジングの本当の意味は、「健康な身心を保ちながら、快適で質の高い人生を、より長く送ること」だと私は考えています。

年齢を重ねることは自然な生理現象であり、その結果としての機能低下、いわゆる「老化」を避けては通れないのが事実です。とはいえ、「老けるのは仕方がない」と簡単にあきらめるのではなく、積極的に老いを予防し、弱点をうまく克服していくことが大切です。

そのひとつの方法が、サプリメントの上手な活用です。近年は、毎日の生活で不足しがちな栄養素が補填でき、ダイエットやデトックス（毒出し）にも効果が期待できるサプリメントが数多く市販されています。

ちなみに日本と諸外国では認可基準に違いがありますので、まずは効果が医学的に確認されている総合ビタミンやミネラル、ファイトケミカルのサプリメントから始めてみてはいかがでしょう。

ただし、サプリメントは効果をすぐに実感できないことが多く、長続きしないことがよくありますが、特に副作用の問題がなければ最低3カ月は続けてみてください。

おすすめしたいのは、市販のサプリメントに比べて含有成分の配合比率が高い「ドクターズサプリメント」です。私のクリニックでも、医療機関専用のサプリメントを扱っており、患者さんの主訴や検査結果に合わせて、私たちが最適と判断するサプリメントを処方しています。

なお、サプリメントの摂取にあたり、医療機関で医薬品を処方されている方は、それらと併用して問題ないかを、かかりつけの医師にしっかり相談してください。

改善ポイント 食事 ホタテと炭でデトックス

現代社会を生きる私たちは、知らず知らずのうちに有害物質を体内に摂り込んでいます。そこで、有害物質や毒素を解毒・排出して私たちに本来備わる力を取り戻し、健康な体づくりを目指す「デトックス（毒出し）」が大切になってきます。

みなさんは、ホタテの貝殻を粉砕後、高温で焼成した「貝殻焼成カルシウム」をご存じですか？　貝殻焼成カルシウムは体内に吸収されやすく、アルカリ性で殺菌作用、抗酸化作用に優れ、酸性に傾いている腸内環境を整え、免疫力向上やアレルギー体質の改善、脂肪燃焼率の向上などが期待できると言われています。食品添加物、天然素材として厚生労働省の認可を得ています。

もうひとつのおすすめは「炭」です。炭は消臭効果のほかに、体内の毒素を排出する働きがあります。かつて日本人は、体調がすぐれないときに炭を服用したという話もあります。

炭を配合した健康食品としては、「竹炭《たけすみ》」が市販されています。竹炭が胃腸をコーティングし、食物に含まれる有害物質や添加物が体内に吸収される前に体外へ排出させる可能性が評価されています。

これらのサプリメントの力を借りて、免疫力の向上を図りましょう。

改善ポイント 食事 動物性たんぱく質は控えましょう

肉類や乳製品などの動物性たんぱく質は、消化に時間がかかり、体に大きなストレスがかかります。動物性たんぱく質に代えて、大豆や野菜、穀物などの「植物性たんぱく質」の摂取を心がけることで、腸内の善玉菌を増やし、免疫力を高める効果が期待できます。

糖分や炭水化物に比べると、たんぱく質や脂質は胃での滞留時間が長いのが特徴で、肉や脂っこいものを食べると「腹持ちがいい」と感じるのはそのためです。

しかし、滞留時間が長いということは、負担もその分かかっているということであり、また、脂肪として蓄積されやすくなります。

たんぱく質は生命維持に必須ではありますが、成人の体に多量のたんぱく質は必要ありません。肉類や乳製品でなくても、大豆や野菜、穀物で、充分なたんぱく質が摂取できます。

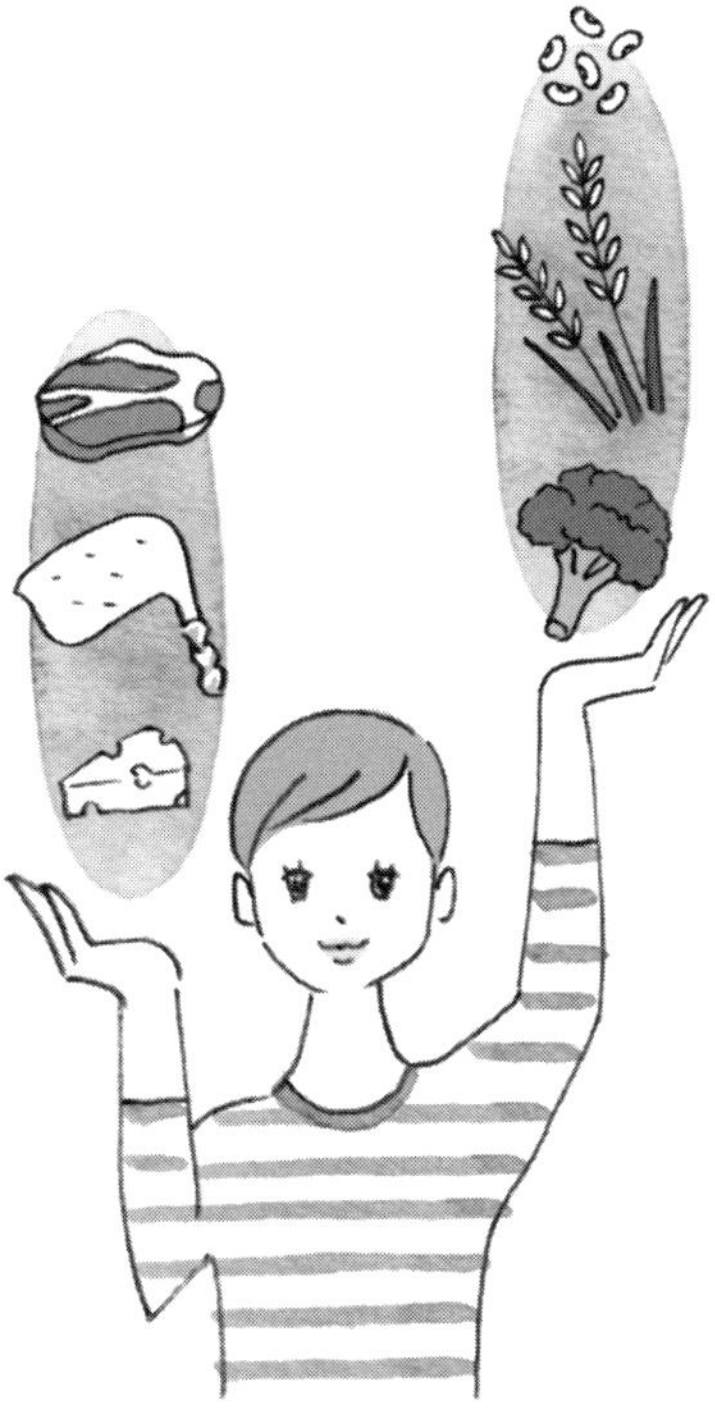

植物性たんぱく質を
摂りましょう

改善ポイント 食事 カルシウムは海藻類で補いましょう

私見ではありますが、わが国には「牛乳神話」が根強くあるように思います。実際、学校や病院などで供される食事には、必ずと言っていいほど牛乳があります。

1945年以降、乳がんや前立腺がんが増え続けています。また、膠原病《こうげんびょう》やリウマチ、喘息《ぜんそく》やアトピー性皮膚炎といったアレルギー性の疾患も増えており、研究報告の中には、それらの原因に乳製品との関わりを指摘するものもあります。

牛乳などの乳製品は、カルシウムの供給源として親しまれていますが、カルシウムを摂取するなら、牛乳よりも「海藻類」がおすすめです。牛乳よりも1000倍もカルシウムの利用効率が高いという研究報告もあります。また、小松菜などの「色の濃い野菜」からも充分に摂ることができます。

乳製品を完全に断ち切るのは難しいとしても、たとえば、毎日の食卓に「和食」を積極的に採り入れることで乳製品を減らすことは可能だと思います。牛乳や乳製品の摂取を見直すことは、さまざまな眼病の予防や改善などにもつながると思います。

改善ポイント 食事 豆乳を飲みましょう

牛乳の代わりにおすすめしたいのが、「良質の豆乳」です。ただし、豆乳ならどれでもよいというわけではなく、良質の豆乳の条件は次の2点です。

良質の豆乳の条件

①遺伝子組み換えの大豆を原料にしていないこと。
②最低3年間は農薬を使用していない畑（土壌）から収穫された大豆を使用していること。

改善ポイント 食事 炭水化物（糖質）を減らしましょう

人体の主要なエネルギー源である糖質が、その過剰摂取で、さまざまな病気を引き起こしていることがわかってきています。

糖質の過剰摂取は血液中に余分な血糖を生み、それらがコラーゲンなどのたんぱく質と結びついて細胞などを劣化させます。この「糖化反応」によって血管や骨、皮膚の機能が低下し、命を脅かす重篤な疾病を招き寄せることが明らかになっています。

たとえば、砂糖が焦げて黒くなった状態を想像してみてください。これが肌に表れると「シミ」になります。また、糖尿病によって網膜症や腎不全、下肢の壊疽《えそ》や神経障害などの合併症が生じることがありますが、いずれも糖化反応が原因のひとつであることが解明されています。

私たちの現代生活では、気づかないうちにかなりの糖質を摂取していますから、意識的に控えるようにして、ストレスとリスクを減らしていきましょう。

改善ポイント 食事 ちょっと危ない上白糖

「甘いものがやめられない」と悩む女性は多いものです。なぜやめられないのでしょうか？　それは「砂糖の甘さ」に中毒性があるからです。特に精製された「上白糖（白い砂糖）」には注意が必要です。

覚醒剤やコカインなどによる薬物依存症には、ドーパミンという快感をもたらす神経伝達物質が関係しています。薬物が体内に入るとドーパミンが分泌され、快感や満足感が得られるのですが、ドーパミンが枯渇すると、同じ快楽を得たいがためにまた薬物を摂取する……という地獄のスパイラルが、薬物依存のからくりです。

実は、砂糖などの糖分も同じなのです。糖分を摂取する喜びがコントロールできなくなって習慣化し、依存、中毒状態に陥ってしまいます。

清涼飲料やコーヒー類などの甘い飲料も同様で、飲めば飲むほど高血圧のリスクが高まるという研究報告もあります。また過剰な糖分は、緑内障をはじめとする目のトラブルの原因となっている可能性も示唆されています。

改善ポイント 食事 時には外食を楽しみましょう

食べることは人生の醍醐味《だいごみ》のひとつです。この楽しみを否定するつもりはまったくありません。しかし、いったん病気になってしまうと、その醍醐味を楽しめなくなるかもしれません。いつまでも「食の楽しみ」を享受できるよう、毎日の食生活を上手に整えて、「食事制限」に左右されない人生を送りたいものです。

時には外食を楽しむのも、とてもよいことだと思います。店舗を選ぶときは、料理や雰囲気だけでなく、食材にも注目するクセをつけましょう。今はどこの店舗もホームページがありますから、「遺伝子組み換えのされていない食材を使った料理」などの記載がある店舗を選んでみることをおすすめします。

改善ポイント　食事　毎日のお茶こそ「無農薬」

近年はさまざまな効能を謳《うた》った「健康茶」が、数多く市販されています。もちろん効能も大切なのですが、それよりも私は「茶葉の状態」に注目しています。

考えてみてください。いくら優れた効能があったとしても、その茶葉に多くの農薬が残留しているとしたら……。

市販のペットボトル茶を常飲するのも考えものです。それらには香料や保存料、調整剤などの添加物が含まれているものが多く、また、どんな茶葉が原料として使われているか、知る由《よし》もありません。

産地や銘柄、ブランド、また、すぐに飲める手軽さも否定はしませんが、それ以上に、「継続的に入手できる無農薬の茶葉」を探してみてください。毎日飲むお茶だからこそ、細心の注意を払いたいものです。

改善ポイント　腸　「腸内フローラ」を整えましょう

「腸内フローラ」をご存じですか？

私たち人間の腸には、約１００兆個もの細菌が棲《す》んでいると言われています。これらの「腸内細菌」は、同類が集まって群《むれ》を成し、さながら花畑のように腸内に敷き詰められていると言います。その様子を譬《たと》えて、「腸内フローラ（flora：植物相《しょくぶつそう》）」と呼んでいます。

腸内細菌は「善玉菌《ぜんだまきん》」「悪玉菌《あくだまきん》」「日和見菌《ひよりみきん》」の3つに分類され、これらが一定のバランスのもと、腸内に棲息《せいそく》しています。そして、このバランスの変調が、さまざまな体調不良の原因のひとつになると言われています。

体に無害または有益なものをつくり出すのが「善玉菌」、毒性のものをつくり出すのが「悪玉菌」です。みなさんがよくご存じのビフィズス菌などの乳酸菌は、善玉菌です。一方、悪玉菌としてよく知られているのは、食中毒の原因となるウェルシュ菌です。「日和見菌」は、腸内の環境によって良い働きをしたり悪い働きをしたりと、まさに「日和見」で定まらない菌で、大腸菌がよく知られています。

ところで、悪玉菌は毒素をつくり出します。この毒素がガスとして体から排出されれば問題はないのですが、たとえば便秘になるとガスが排出されにくくなり、体の中に溜まります。溜まった毒性のガスは腸の働きを低下させるので、さらに便秘がひどくなります。

また、便秘になると便の腐敗が進むので、悪玉菌がますます増えるという悪循環に陥ります。

さらに、腐敗した便から生じた毒性物質が、大腸の血管から体内に取り込まれ、体中に拡散します。全身に及んだ毒性物質の一部は肝臓で代謝されますが、たとえば皮膚から体外に排出されると、肌荒れの原因となります。呼気から排出されると、口臭や体臭のもとになります。時には肺の病気を引き起こすこともあります。

昨今の日本人の食生活は、悪玉菌を増やす傾向にあります。たんぱく質や脂質の過剰摂取が大きな原因です。動物性たんぱく質や脂質は、悪玉菌の格好のエサ（栄養源）だからです。

悪玉菌の増加を抑え、善玉菌を増やすには、もともと善玉菌を多く含んでいる発酵食品を積極的に摂ることを意識しましょう。納豆や味噌、ぬか漬けやキムチなどです。また、善玉菌の栄養源となる栄養素を含む大豆やアスパラガス、玉ねぎやねぎ、ごぼう、バナナやはちみつなどを摂るようにしましょう。腸内環境が整うと、免疫力が向上すると言われています。

改善ポイント 生活習慣 「鼻呼吸」と「深呼吸」をしましょう

生活習慣改善の第一は、「呼吸」だと私は思っています。というのも、私たち現代人は呼吸がとても浅くなっており、酸素を充分に取り込めず、また、二酸化炭素を充分に排出することができていません。これでは「酸化」に拍車がかかるばかりです。

良い呼吸は「姿勢」から始まります。座っているときも立っているときも、「恥骨《ちこつ》のあたりに空気を入れる」というイメージで、気が向いたときに2~3回、深呼吸を行ないましょう。正しい呼吸は、正しい姿勢によって身につきます。

「呼吸を調整することで、心身も調整できる」ということを覚えておいてください。ヨガや気功《きこう》、太極拳《たいきょくけん》など、自分に合った呼吸法を身につけるのがおすすめです。

なお、口呼吸は病気のリスクを高めるので、普段から鼻呼吸を心がけましょう。私たちの鼻は、高性能フィルターの役割を果たしており、空気中の細菌やウイルスを取り除いています。

ところが口呼吸では、そのフィルターを通ることなく細菌やウイルスが体内に取り込まれてしまい、病気になりやすいなど、良いことはひとつもないと言っても過言ではありませんので、できるだけ鼻呼吸ができるよう、意識してみましょう。

改善ポイント　生活習慣　ガチガチの体をほぐしましょう

ひとつの傾向に過ぎないのですが、「眼瞼下垂の方は、体が硬い方が多い」というのが私の実感です。たしかに、全身の筋肉や関節がガチガチにこわばっているのに、「目の筋肉だけは柔軟でしなやか」というのは、なかなか考えにくいものです。体が疲れていれば目も疲れている。目が疲れていれば、体も疲れている、ということで、PART2で紹介したエクササイズのほかに、体をほぐす運動も続けましょう。「ウーンと伸びをする」とか「両肩をグルグル回す」「足踏みをする」などの簡単な動作でかまいません。そうしたことでも、毎日続けていれば効果に差が出てきます。

改善ポイント　生活習慣　睡眠時間を7時間確保しましょう

人によって多少の差はあるでしょうが、一般的に理想的な睡眠時間は7時間程度と言われています。

「寝不足は体に良くない」というのはよく耳にしますが、実は「寝すぎ」もよくありません。睡眠時間が長いと死亡率が上昇するという意外な研究報告もあります。一方、寝不足は交感神経を優位にして高血圧を引き起こし、インスリンの分泌を減少させて糖尿病の発症リスクを高めると言われています。

目ばかりではなく全身の健康のためにも、睡眠時間に過不足のある方は、その長さを見直し、7時間程度になるよう調節してみてください。

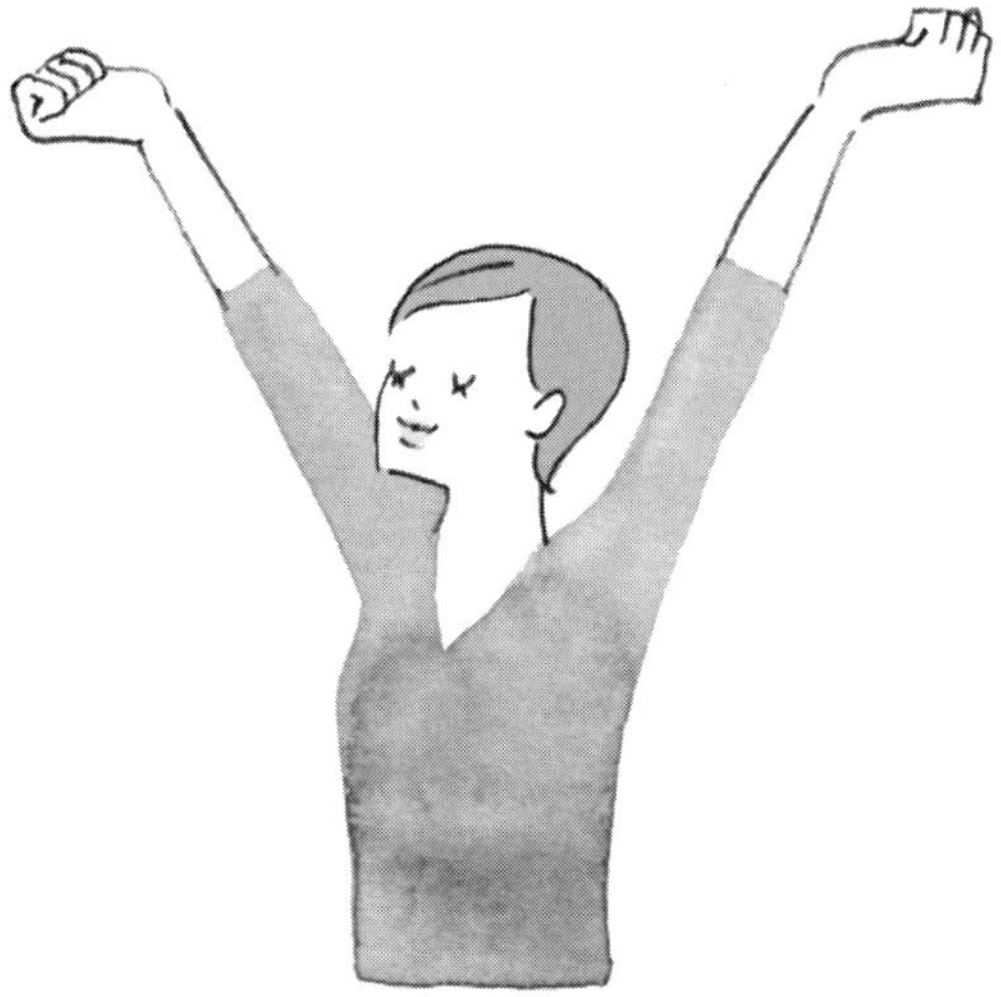

凝り固まった体をほぐしましょう

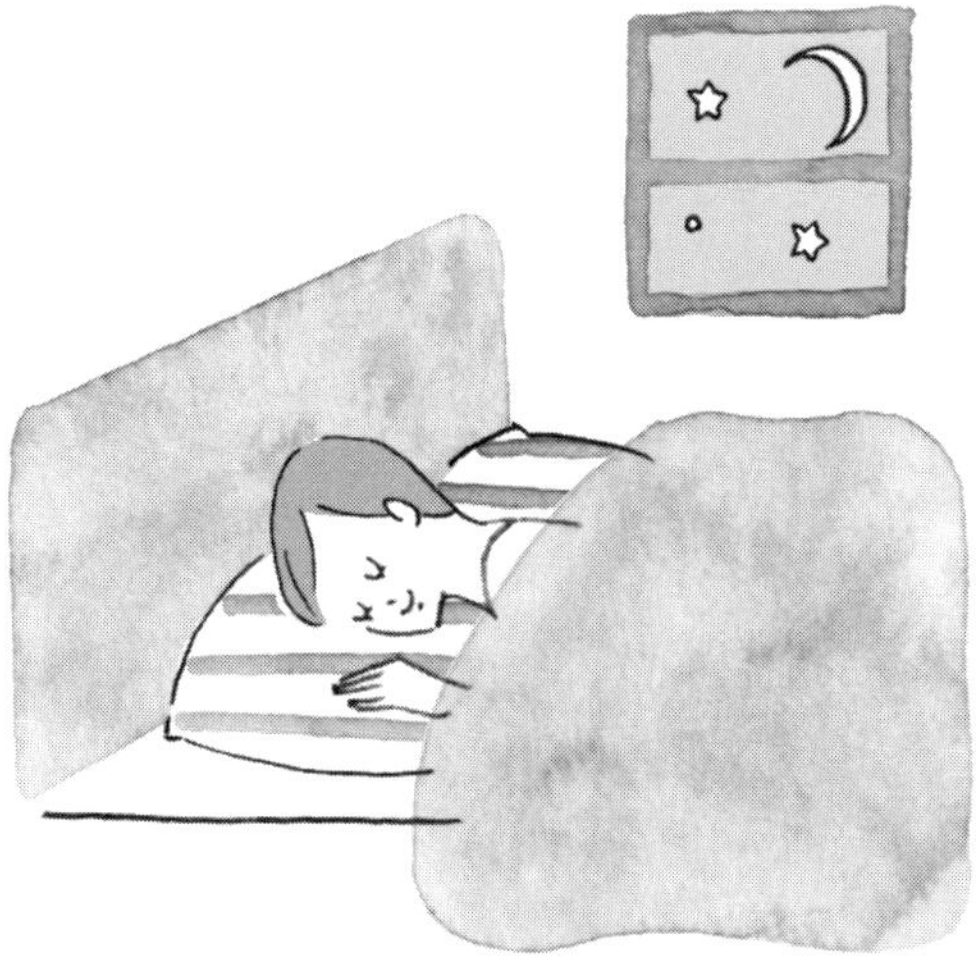

睡眠時間は7時間がおすすめ

改善ポイント　生活習慣

電磁波をできるだけ遠ざけましょう

スマートフォン（スマホ）やタブレット、パソコンやテレビなどの利用で、今や私たちの生活において、電磁波を完全に遮断することは難しいかもしれません。

しかし、特に注意したいのが、スマホや携帯電話の電磁波です。「マイクロ波」と呼ばれる比較的高周波の電波が使用されているからです。マイクロ波は、電子レンジでも利用されています。

スマホや携帯電話で通話する際、耳に当てている側の脳の温度が上昇することが確認されています。スマホや携帯電話を子どもが使用することを法的に制限している国もあり、電磁波の影響には注意が必要です。

また、不眠症の方が増えているのも、電磁波の影響だとする説もあります。人間の体に流れている微量の電流を「生体電流」と言いますが、これが電磁波に影響され、メラトニンと呼ばれる睡眠ホルモンの分泌を抑制してしまい、不眠症状につながってしまうということです。良質の睡眠を実現するために、今晩からさっそく、次の3つを実践してみてください。

①寝室に電子機器を置かない

電磁波は、発生源から距離をとればとるほど、影響が少なくなります。スマホのほか、テレビやCDプレーヤーなどの電子機器も、できるだけ枕元に置かないようにしましょう。部屋から持ち出すことが難しいときは、寝床から少なくとも1メートル以上は離すようにしましょう。

②就寝直前にテレビやパソコン、スマホを見ない

「寝入る直前までテレビを見ている」「パソコンやスマホをチェックしてから眠る」という方は、とても多いと思います。就寝直前に電磁波の影響を受けると、良質な睡眠が妨げられてしまいます。また、ブルーライトの弊害も指摘されています。最低でも就寝の1時間前までには、それらを見ることはやめましょう。

③Wi-Fiの電源を切る

家庭用Wi《ワイ》-Fi《ファイ》ルーターや無線LAN《ラン》機器を設置している方が多いと思いますが、これらの電源を切ると、電磁波の影響が軽減できます。就寝時など、長時間使用

しないときは、できるだけ電源を切るようにしましょう（電源を切っても接続設定等に問題がないか、契約会社などに念のため確認してください）。

改善ポイント 生活習慣 スマホとの距離感

「スマホ老眼」という言葉を聞いたことがありますか？

「まだ20代や30代なのに手元の文字などが見にくい」といった、老眼のような症状に悩む若い世代が激増しています。スマホやタブレットなどのディスプレーの凝視が関係していると考えられるため、「スマホ老眼」と名づけられたのです。若年層に限らず、まだ老眼の症状が出ていない方でも、スマホ老眼の兆候が表れたら、目の酷使に対する体からの警告と捉え、気をつけなければいけません。

予防の方法としてはズバリ、スマホをきっぱりと手放すことです。とはいえ、実際には難しいでしょうから、使用頻度をできるだけ減らしていきましょう。

メールやSNSなどでスマホを使用したら、10〜15分はスマホを見ずに目を休めるようにします。たとえば遠くの景色を眺めたり、奥行の感じられる風景画を見たりするのがいいですね。目を温めることもおすすめです（39ページ参照）。

スマホは「老眼」以外にも、「スマホ首（首のこり）」「スマホ指（指の痛み）」「スマホ巻き肩（肩が前方に出る。肩こり）」など、さまざまな弊害が指摘されています。

また、身体症状だけでなく、「スマホがないと不安で仕方がない」「メールやSNSをチェックせずにはいられない」など、「スマホ依存」の問題も深刻化しています。

スマホとは物理的にも心理的にも、適度な距離感を保つことが大切です。

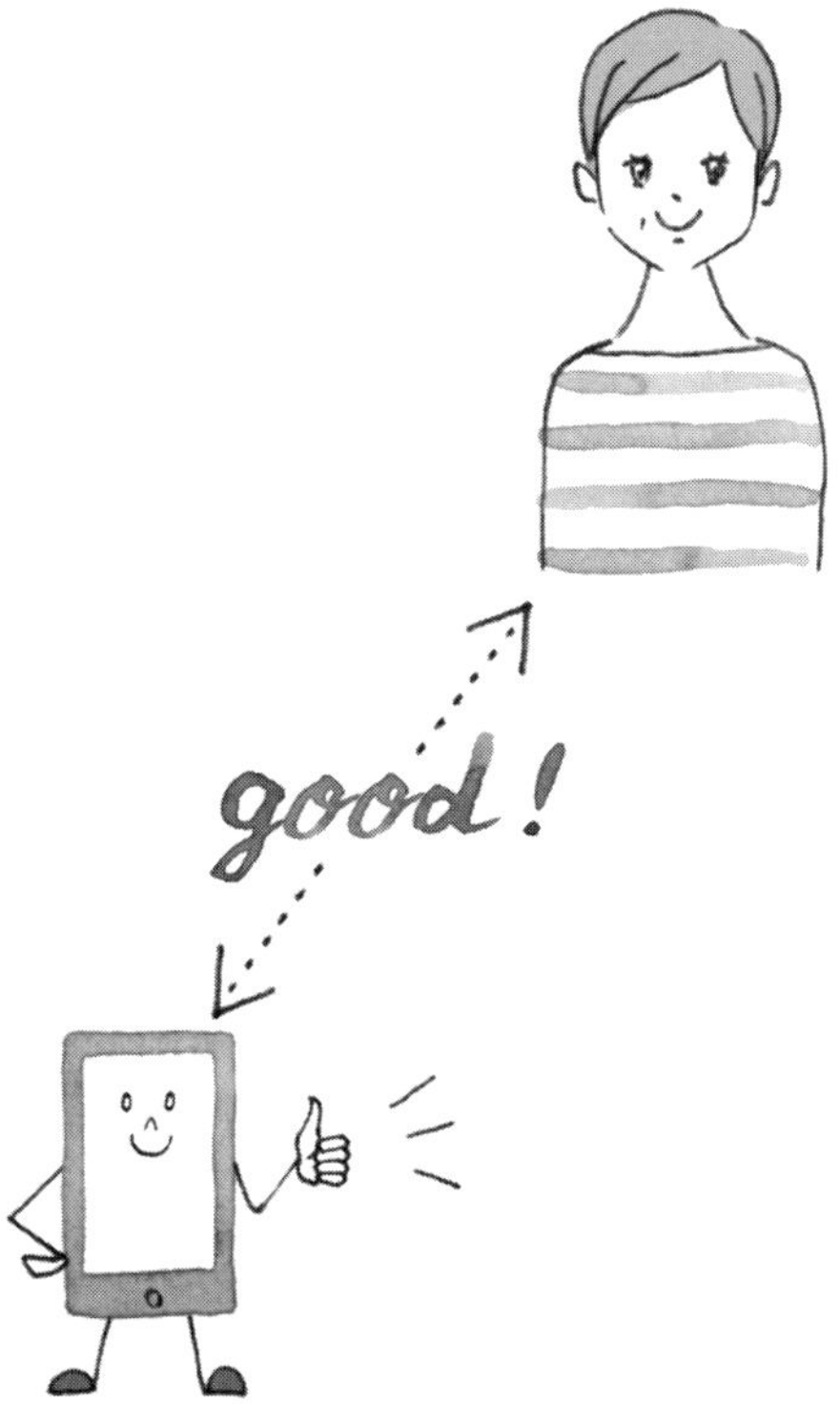

適度な距離感を保ちましょう

改善ポイント　生活習慣　太陽光をできるだけ浴びましょう

初夏から秋口にかけて、特に女性が嫌う紫外線。日焼けやシミの原因になるからと、太陽の光を浴びないよう、帽子をかぶったり日傘を差したりして防御しています。

しかし太陽光を浴びることは、人間にとって本来、とても大切なことなのです。人間に限らず、地球上の生命体は、太陽光のおかげで生命を維持していると言っても過言ではありません。ご存じの通り、植物の光合成は、その最たる例です。

光は必ずエネルギーを持っています。光のエネルギーを受け取った物質は、必ず何らかの影響を受けます。たとえば子どもたちの外遊びでは、目から太陽光を取り込み、自然の「気」をもらっていると言うことができます。成人であっても、美しい景色を見ると、誰しも、目や全身の疲れが癒されるのを感じたことがあると思います。精神疾患や認知症などの治療や改善にも、太陽光が利用されています。

忙しい暮らしの中にあっても、ほんの少しずつでいいので、太陽光を浴び、目から光を取り込む時間をつくってください。

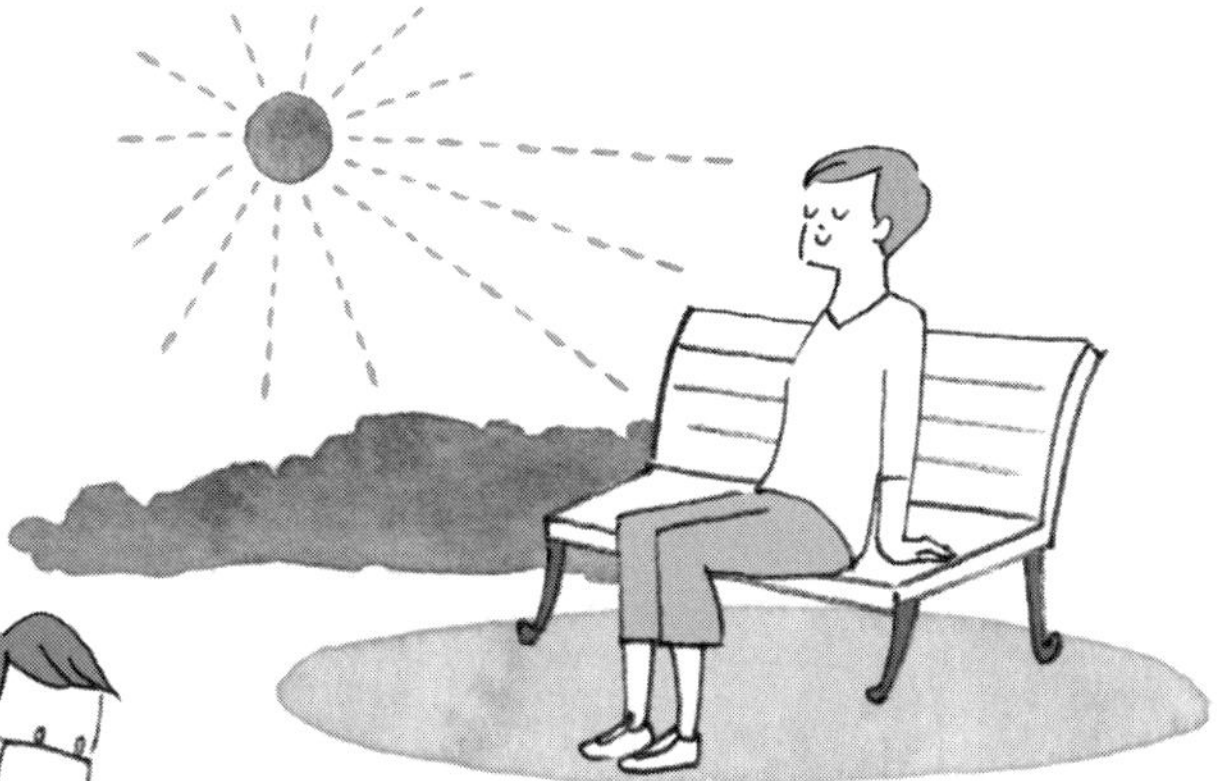

太陽光を浴びましょう

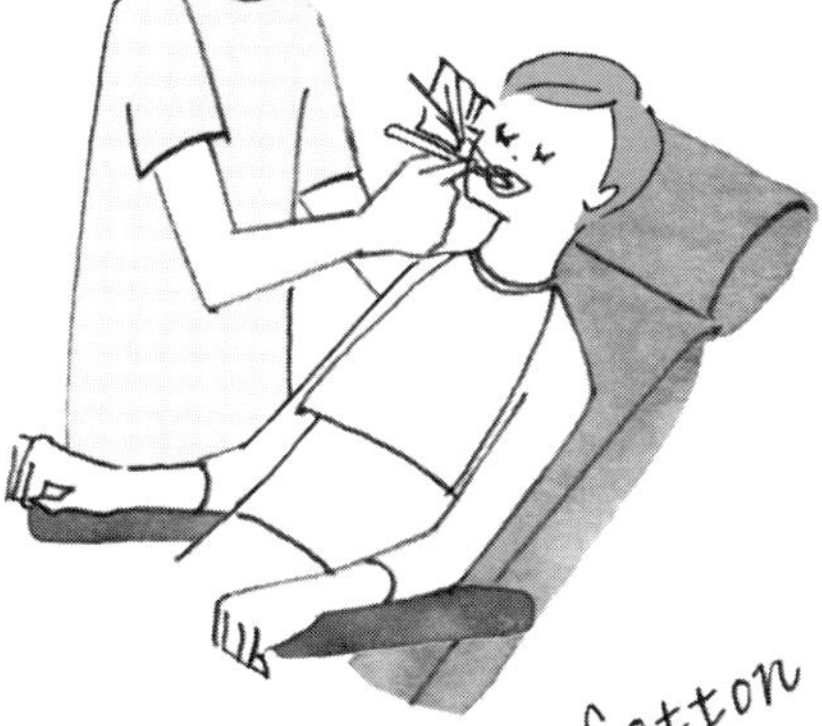

歯の治療に
金属はできるだけ
避けましょう

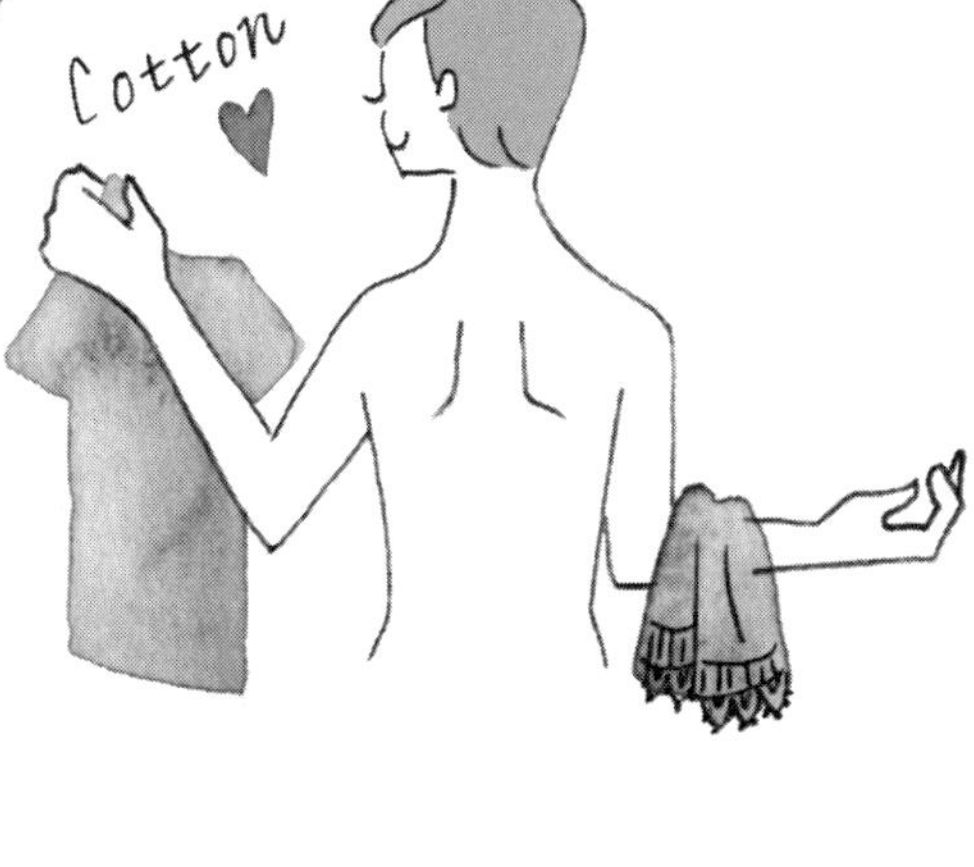

天然素材の
肌着を身に
つけましょう

改善ポイント　生活習慣

歯の治療に金属は避けましょう

１９７０年代に虫歯治療を受けた方の口内によく見られるのが、アマルガムです。「歯科用水銀アマルガム」は、健康保険適用の治療材として認定されていますが、約50％もの水銀を含む金属です。

アマルガムは、口の中で常に唾液という電解液に触れています。また、アマルガムは口の中で劣化し、腐食を続けます。さらに、咀嚼《そしゃく》時の摩擦熱で、水銀を含んだ蒸気を発するとも言われています。

こうして長期間にわたり、腐食したアマルガムや水銀の蒸気を体内に流し込み続けると、次第に体内に蓄積されます。それらがたんぱく質と結合すると、金属アレルギーの症状を起こすこともあります。アトピー性皮膚炎や水泡状の湿疹《しっしん》が表れることもあります。

さらに頭痛や肩こり、腰痛、ひざの痛み、不眠やイライラ、めまいなどの、いわゆる「不定愁訴《ふていしゅうそ》」の原因になっている可能性もあります。医療機関で受診してもなかなかよくならない症状があるときは、一度、口の中の金属を疑ってみてください。

虫歯等の治療の際は、金属ではなく非金属の素材の使用をおすすめしますが、保険適用の範囲内だと「銀合金」や「金銀パラジウム合金」となりますので、歯科医とよく相談のうえ、適切に判断してください。

改善ポイント 生活習慣 天然素材の肌着を身につけましょう

普段身につける衣類は、天然素材が理想です。特に肌着に関しては必須だと私は考えています。天然素材とは、綿（コットン）や絹（シルク）のことです。

近年のトレンドとして、あたかも発熱するかのような、保温効果がきわめて高い素材による衣類がもてはやされています。そのほとんどは化学繊維であり、たしかに化学繊維自体には、熱を保つ特性があります。しかし、化学繊維が保つ熱は、そもそもどこから生じたものでしょう？

そうした高機能衣料は、実は体から「奪い取った」熱を保持しているだけなのです。化学繊維自体は温かくなっても、肝心の体は熱を奪い取られて、逆に冷えてしまっているというデータがあります。

また、化学繊維の肌触りには独特な刺激があり、これによりアトピー性皮膚炎の発症や悪化が指摘されています。

新生児の肌着に、好き好んで化学繊維のものを着せようとする方は少ないでしょう。それと同じことで、成人でも「新生児肌着」のような素材感が理想です。比較的高価になってしまいますが、皮膚を直接覆う肌着は、天然素材にこだわっていただきたいと思っています。

眼瞼下垂に限らず、目にまつわる治療や対策は、日進月歩の勢いで進化を続けています。特に手術分野での革新のスピードには、目覚ましいものがあります。かかりつけの医師に相談して新しい情報を入手し、みなさん一人ひとりに最適な治療と生活習慣を実現してください。

みなさんの目とまぶたは、今よりもきっとよくなります。「目は身体の先行指標」ですから、目とまぶたを元気にする生活習慣が、生活習慣病の予防や改善にもつながります。

目とまぶたを元気にして、これからももっともっと、人生を楽しみましょう！

〈参考文献〉

『近視を治して「生涯視力1・0」を実現する30の生活習慣』小栗章弘（幻冬舎メディアコンサルティング）

『印象の8割は目元で決まる　まぶたの下がりは30分で解決』著：山田綾乃　監修：小栗章弘（オーランド）

『教えて！おぐりドクター　どうして、アトピーはくりかえすの？』著：山下知子・山下雅子　監修：小栗章弘（オーランド）

『まぶたで健康革命　下がりまぶたを治すと体の不調が良くなる!?』松尾 清（小学館）

Hwang K, et al. The Risk of Blepharoptosis in Contact Lens Wearers. J Craniofac Surg. 2015 Jul;26(5):e373-4. doi: 10.1097/SCS.0000000000001876.

Watanabe A, et al. Impact of high myopia and duration of hard contact lens wear on the progression of ptosis. Jpn J Ophthalmol. 2013 Mar;57(2):206-10. doi: 10.1007/s10384-012-0222-8. Epub 2012 Dec 11.

Kitazawa T. Hard contact lens wear and the risk of acquired blepharoptosis: a case-control study. Eplasty. 2013 Jun 19;13:e30. Print 2013.

Bleyen I, et al. Not only hard contact lens wear but also soft contact lens wear may be associated with blepharoptosis. Canadian Journal of Ophthalmology. 2011 Aug;46(4):333-6. doi: 10.1016/j.jcjo.2011.06.010. Epub 2011 Jul 7.

Satariano N, et al. Environmental Factors That Contribute to Upper Eyelid Ptosis: A Study of Identical Twins. Aesthet Surg J. 2015 Mar;35(3):235-41. doi: 10.1097/01.prs.0000445790.71407.27

〈著者紹介〉

小栗章弘（おぐり・あきひろ）

医療法人弘鳳会理事長。日本眼科学会認定眼科専門医。
1967年、岐阜県生まれ。91年、岐阜大学医学部を卒業後、岐阜大学医学部附属病院、清水厚生病院、医療法人白鳳会鷲見病院に勤務。99年、アメリカ・オレゴン州ポートランドに渡り、Devers Eye Institute,Discoveries in Sightにて主として緑内障の研究に携わる。帰国後2001年、滋賀県彦根市の城東眼科院長に就任し、同年8月よりオルソケラトロジー治療を臨床導入する。04年3月に滋賀県長浜市で開業後、15年1月に愛知県名古屋市でおぐり近視眼科・内科クリニックを開業。約2万眼の白内障をはじめとした眼科手術件数、約5000眼のオルソケラトロジー治療件数実績を誇る。また、東洋医学と西洋医学、歯科医科を統合して疾病治療にあたるバイオレゾナンス医学会に加盟し、眼科疾患を全身からとらえて治療を行なっている。
著書・監修書に『近視を治して「生涯視力1.0」を実現する30の生活習慣』（幻冬舎メディアコンサルティング）、『印象の8割は目元で決まる まぶたの下がりは30分で解決』『教えて！ おぐりドクター どうして、アトピーはくりかえすの？』（以上、オーランド）などがある。

おぐり眼科グループ　https://oguriganka.or.jp/

老け顔解消！

まぶたが下がる「眼瞼下垂」はこうして改善する

2020年10月8日　第1版第1刷発行
2024年9月20日　第1版第16刷発行

著　者　小栗章弘
発行者　村上雅基
発行所　株式会社PHP研究所
京都本部　〒601-8411　京都市南区西九条北ノ内町11
〔内容のお問い合わせは〕暮らしデザイン出版部 ☎075-681-8732
〔購入のお問い合わせは〕普　及　グ　ル　ー　プ ☎075-681-8818
印刷所　株式会社光邦
製本所　株式会社大進堂

ISBN978-4-569-84793-1